SHODENSHA
SHINSHO

いい肥満、悪い肥満

伊藤 裕

祥伝社新書

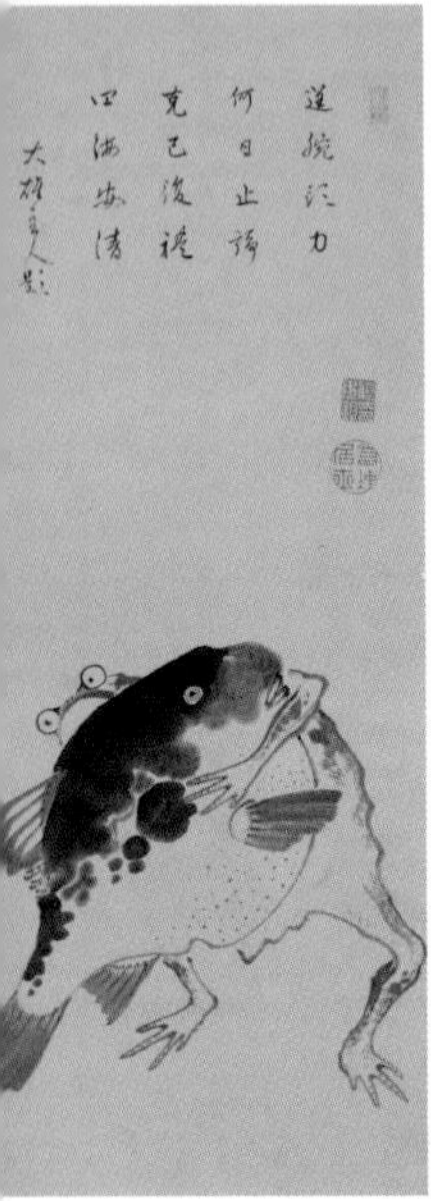

伊藤若冲《いとうじゃくちゅう》(1716〜1800年)筆
「蝦蟇河豚相撲図《がまふぐすもうず》」(©京都国立博物館)。

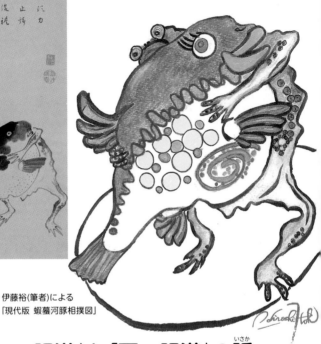

伊藤裕(筆者)による
「現代版 蝦蟇河豚相撲図」

「いい肥満」と「悪い肥満」の諍《いさか》い

伊藤若冲は、丸く太った代表の蝦蟇（蛙《かえる》）と河豚（魚）ががっぷり四つに組み、相撲を取るユニークな姿を描きました。上部の漢詩は「おたがいが諍いをやめ、自らに克《か》ち、礼の心を持てば世界は安静となるだろう」の意味です。ひるがえって、現代のわれわれは「食」の欲望に抗《あらが》えず、また生活習慣も乱れがちです。しかし、肥満そのものが「悪い」わけではなく、太り方が「悪い」のです。それを表現したのが「現代版 蝦蟇河豚相撲図」です。「いい肥満」と「悪い肥満」、どちらに軍配を上げるか。まずはプロローグからお読みください。

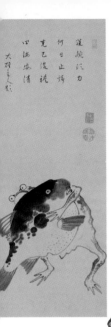

プロローグ――「肥満＝悪」ではない

悪のヒーロー

「肥満は万病のもと」「肥満大敵」……。昔から「肥満」は常に悪《あく》のヒーローでした。私たちは幼《おさな》い時から、親などから「太ってはいけません」と言われ続け、それはもはや社会で〝恥ずかしくなく〟生きていく常識や倫理規範になっています。しかし、本当に「肥満」は悪いことなのでしょうか？

近年「ダイバーシティ（多様性）」の大切さが叫ばれています。2021年夏、東京で開催されたパラリンピック閉会式のコンセプトは「Harmonious Cacophony（調和のとれた不協和音）」でした。

「Cacophony（不協和音）」の「Caco」はギリシア語の「kakos（悪い）」に由来し、日本語の「不協」には「他の人になじまない」「場を乱す」などの意味が込められています。しかし、「Harmonious Cacophony」は、それらが調和を取ることは可能であり、むしろ異なっているからこそ調和が取れると言い切っているのです。この言葉は、これまでの障碍者の人たちに対する世間の対応から目を背《そむ》けることなく、そこから発想を逆転させ、新しい提案を示すものであり、すばらしいネーミングです。

本書では、これまで「不協」としてとらえられてきた「肥満」にも多様性があるのではないか、そして肥満の多様性のなかにこそ、新たな健康の形があるのではないかということをお伝えしたいと思います。

肥満は言うまでもなく「食べること」で起こります。そもそも、われわれ動物は食べないと生きていけません。私は診察の時、車椅子で病院に来られ、家でもご家族に介護されている高齢の患者さんには、必ず「食欲はありますか？」「食べられていますか？」と聞くようにしています。「はい、食欲だけはありすぎて困ります」と言われるとホッとします。患者さんがそれなりに元気であることを示しているからです。逆に「最近食欲なくて……」と言われると、緊張します。それほど、食べることは生きるうえで重要であり、食欲があることを恐縮することは、まったくおかしいのです。

私たちの体はもともと、できるかぎりたくさん「食べる」ように作られています。人間には100種類以上のホルモン（臓器で製造・分泌され、血液中を流れて他の臓器の機能を調節する物質）がありますが、そのなかで、食欲を増進させて血糖を上げるホルモンはたくさんあります。逆に、食べたくなくなるように命令するホルモンは「レプチン（leptin）」一つだけです。ちなみに「leptin」の語源はギリシア語の「lepto（やせ）」です。なお、レプチンについては第2章で詳述します。

私たちは「生きるために食べている」ことは事実ですが、私たちの体は「食べるために生きる」よう設計されています。ですから、無性に「食べたくなる」のは自然の摂理《せつり》であり、元気な体の証明です。

それでも、さすがに「食べすぎ」は体に良くないと思われるかもしれません。それはある意味、正しいです。私は、けっして「肥満」を手放しに礼賛《らいさん》するつもりはありません。では、「食べすぎ」「太っている」の基準はどこにあるのでしょうか？　その基準は、どうやって決められたのでしょうか？　また、自分が「太っている」と思う時（大半の人はそう思い込んでいます）、具体的な基準に照らすことなどなく、自分勝手な判断で決めていないでしょうか。

非科学的な刷り込み

実は、「肥満」を忌《い》み嫌う〝風習〟は「肥満」が健康に悪いと言われる以前からありました。現在、社会に充満している肥満バッシングは、科学的・医学的根拠が示されるずっと前に、さまざまな精神風土、宗教倫理、社会制度などから生まれてきたものです。

人間には生きていくために必要な基本的な本能が備わっており、本能によって突き動かされる衝動が「欲望」です。しかし古来、人類は「欲望」に正直に生きてはいけないと戒《いまし》め、教育されてきました。言わば不文律です。

キリスト教は「七つの大罪」として、色欲《しきよく》、怠惰《たいだ》、憤怒《ふんど》、嫉妬《しっと》、強欲《ごうよく》、傲慢《ごうまん》、大食《たいしょく》を挙げました。仏教では「五欲《ごよく》」として、眼《げん》、耳《に》、鼻《び》、舌《ぜつ》、身《しん》の感覚器官（五根《ごこん》）から得られる色《しき》、声《しょう》、香《こう》、味《み》、触《そく》（五境《ごきょう》）に執着することで生じる五つの欲望、すなわち、財欲、色欲、飲食欲《おんじきよく》、名欲、睡眠欲を戒め、そこから自由になることで（出離《しゅつり》）、涅槃《ねはん》（静かな安らぎの境地）に至るとしています。このように洋の東西を問わず、「食べすぎ」は「悪」とされてきたのです。

貝原益軒《かいばらえきけん》による江戸中期（1713年）のベストセラー『養生訓《ようじょうくん》』（貝原益軒著、松田道雄訳）には、「食は飽食のなかばにとどめ、腹いっぱいにしてはならぬ。酒食ともに限度を定めて、節度をこえてはいけない。（中略）食後には歩行してからだを動かし、時どき導引《どういん》（関節の屈伸、皮膚の摩擦などをする道家《どうか》の健康法）をやって、腰や腹をなでさすり、手足をうごかし、運動をして血気を循環させ、飲食を消化させるのがよい」とあります（ふりがなは筆者、以下同様）。同書の刊行時、貝原益軒は84歳。彼はこれを実践して、認知症にも寝たきりにもならずに長寿を全《まっと》うしています。

また、江戸中期の観相学《かんそうがく》（人相観）の大家・水野南北《みずのなんぼく》も「摂食開運説（粗食の者はたとえ貧相でも幸運を摑《つか》む）」を唱えています。いみじくも、南北は粗食が過ぎると顔が貧相、つまり不健康そうに見えることを観察しています。

現在、カロリー制限が寿命を延《の》ばすことは、サルなどの実験で、ある程度は証明されています。いっぽう、過食の状況、「肥満」の程度や種類、その影響に関する考察はあまりなされてきませんでした。とにかく「肥満」は良くないとされていたのです。いったい、なぜそうなったのでしょうか。

富《とみ》と肥満の関係

旧石器時代（約250万年前〜約1万3000年前）、人類は狩猟・採集をしながら、移動生活を送っていました。獲物を追いかけるため、否《いや》が応《おう》でも運動せざるを得ません。しかも獲物は少なく、かつ不安定で、「肥満」の人などいなかったと思われます。

ただし、人間はさまざまな種類の食物を食べることができ、長生きした人もいました。40歳以上生きた縄文人がいたことも確認されています。ちなみに、縄文人は現代人に比べ、ビタミンやミネラルの摂取が多かったという研究結果もあります。ただし食塩だけは現代人のほうがはるかに多いですが……。

紀元前1万年〜同4000年頃、農耕・牧畜が始まります。いわゆる「食料生産革命（新石器革命）」です。中国、エジプト、西ヨーロッパでは安定的に穀物が確保され、保存も可能となりました。動物の家畜化で、動物性脂肪も摂取できるようになりました。しかし、みんなが同じようにこれらにありつけたわけではありません。貧富の差が明らかになり、特権階級の人だけが、「肥満」できたのです。

古代エジプトのファラオ（王）たちは、自《みずか》らの美しい姿を彫刻として後世に残しました。そのミイラを解剖すると、腹部からは脂肪が検出されたそうです。ファラオの多くは、太っていた可能性があります。また、豊かな生活を謳歌《おうか》した古代ギリシア人も大食家であり、肥満者が多いことがわかっています。彼らは食べることを楽しみ、満腹になると食べたものを吐《は》いて、食べ続けたと言われています。ギリシアの王たちのなかには、肥満により窒息死する者もおり、医学の父ヒポクラテスは、肥満者に突然死が多いことを記載しています。

前述のように、信徒たちに「大食」を戒めたキリスト教ですが、聖職者たちに肥満者が多かったことが当時の戯曲などに描かれています。聖職者は信徒が納めた税金で生活しており、食べすぎにより太っていることは、彼らにとって〝不都合な真実〟であり、隠すべきことだったと思われます。

日本でも平安時代、「この世をば　わが世とぞ思ふ　望月《もちづき》の　虧《かけ》たることも　なしと思へば」と歌った藤原道長《ふじわらのみちなが》は飽食により肥満となり、糖尿病を患《わずら》い、そのために感染症が悪化して62歳で亡くなったと言われています。また、平安末期から鎌倉初期に描かれた絵巻物『病草紙《やまいのそうし》』（作者不詳）の最終段には、2人の侍女に両脇を支えられている肥満女性が描かれています（左の写真）。絵の横には、高利貸しで財を成し、美食を続けるうちに太り、歩行も困難になったとの説明が添えられています。そこには、不当に財を成す特権階級への揶揄《やゆ》が込められています。

肥満への揶揄

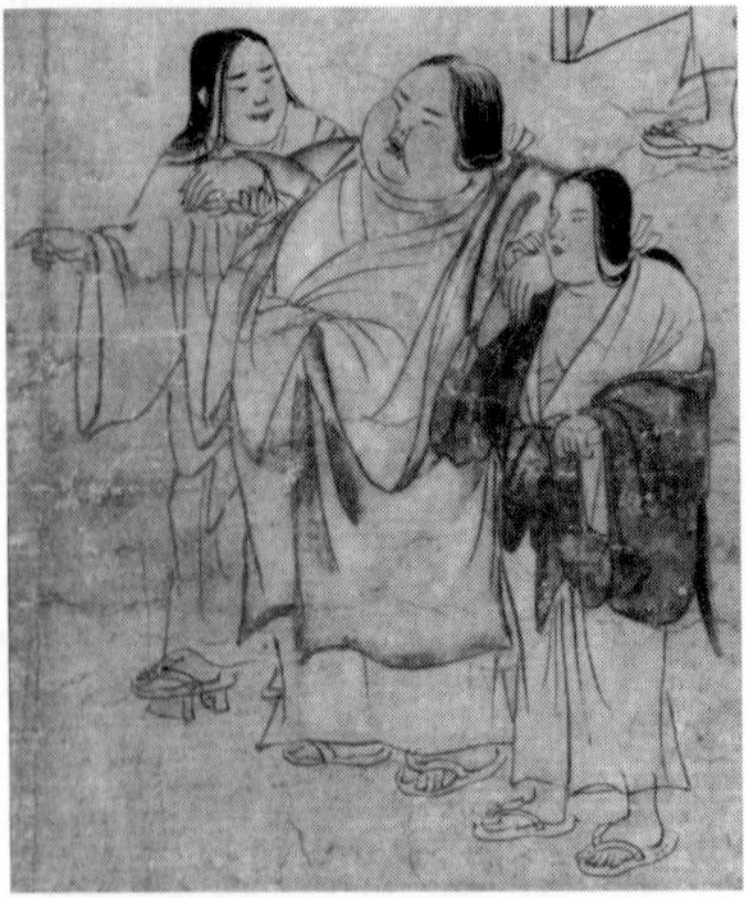

『病草紙』の「肥満の女」（重要文化財、福岡市美術館所蔵）。詞書には、「京都の七条あたりの借上（高利貸し）は美食大食を重ね、歩くのも困難なほどに太ってしまった」とある

　現代のように多くの人が容易に食べ物を手にすることができなかった時代、「食」は「健康」ではなく「富《とみ》」に直結しました。つまり「肥満」は「富」「財《ざい》」と紐《ひも》づ

古代人の憧れ

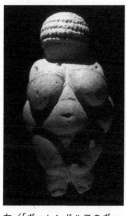

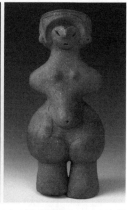

左／「ヴィレンドルフのヴィーナス」。1908年、オーストリアのヴィレンドルフの旧石器時代の遺跡で発掘。高さ11㎝、石灰岩（ウィーン自然史博物館所蔵）。右／「縄文のビーナス」。1986年、長野県茅野市の縄文時代の遺跡から出土。高さ27㎝、粘土（国宝、茅野市所蔵、© 茅野市尖石縄文考古館）

けられることが多かったのです。

ですから、「食欲」に対する戒めは、為政者が自分たちで「富」を独占したい、「富」をめぐる社会集団での争いを抑《おさ》えたいという〝社会的〟リスク管理の面もあったと私は見ています。

18世紀後半に始まった産業革命以降は、一般の労働者も比較的容易に食べ物を手に入れられるようになり、肥満できるようになりました。すると今度は、肥満バッシングは〝商業的〟にさかんになりました。「家に体重計を置こう」などとキャンペーンされ、「体重計は体重だけでなく、人間の価値まで測《はか》れる。その数字が低ければ低いほど精神が高尚である」と喧伝されました。いかがわしい「やせ薬」の販売拡大のためです。

そして現在、低所得者が1食1ドルに抑えるためにジャンクフードに走り、肥満する現象が起こっています。このように、人類の歴史のなかで、「肥満」と「富」は常に相関関係にあったのです。

生き延びるために

オーストリアで発掘された、2万5000年前に作られた小像「ヴィレンドルフのヴィーナス」（11ページ左の写真）は乳房が盛り上がり、臀部《でんぶ》が大きく、「豊満」という言葉がぴったり合います。同時代の作品がきわめて写実的であることを考えると、このような肥満の女性がどうして生存できたのかは大きな謎です。

長野県茅野《ちの》市で発掘された、縄文時代中期の「縄文のビーナス」（同右の写真）も、体型が似ています。大食を戒める仏教においても、奈良や鎌倉の大仏をはじめ、仏像は膨《ふく》よかで微笑しているものが少なくありません。われわれ人類は何かしら肥満への憧れを持ち、肥満が幸福につながるという直感を持っていたのかもしれません。

巷《ちまた》では「ダイエット本」が花盛りです。それらは「肥満＝悪」が前提となっており、どのようにしてそれを退治するかという目線で書かれています。しかし本来、十分食べて、、、、肥満できることは、生物が生き延びるための大発明でした。本書では、この事実から始めることで、長きにわたり悪のヒーローだった「肥満」を一から考え直します。そして、〝正しく〟太ること＝「いい肥満」の重要性を訴えたいと思います。

われわれは何のために太るのか？　健康長寿のためです。

2022年2月

伊藤《いとう》　裕《ひろし》

目次

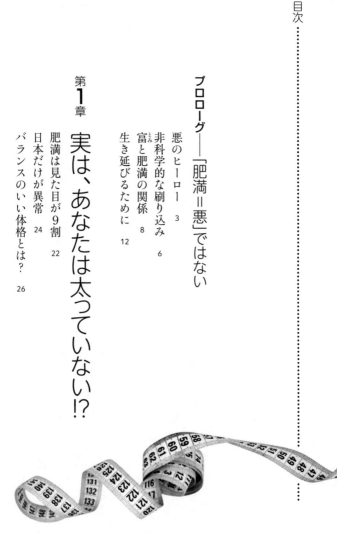

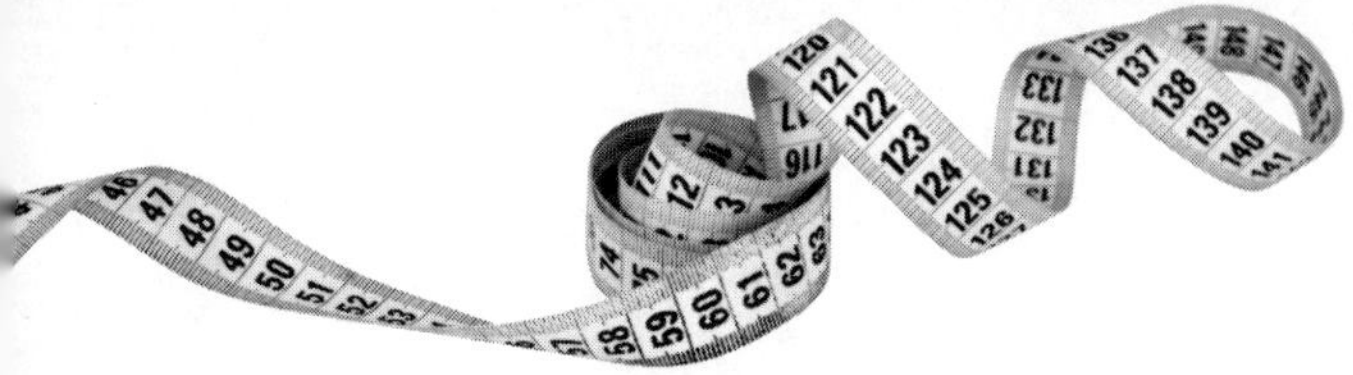

第2章　太るには理由《ワケ》がある

第3章 肥満には2種類ある

第4章 病気をもたらす肥満、健康長寿になる肥満

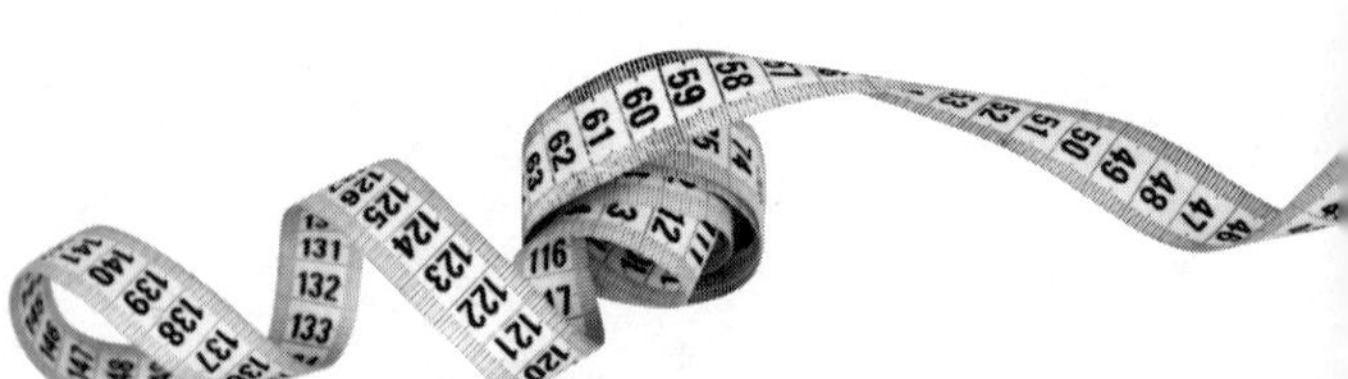

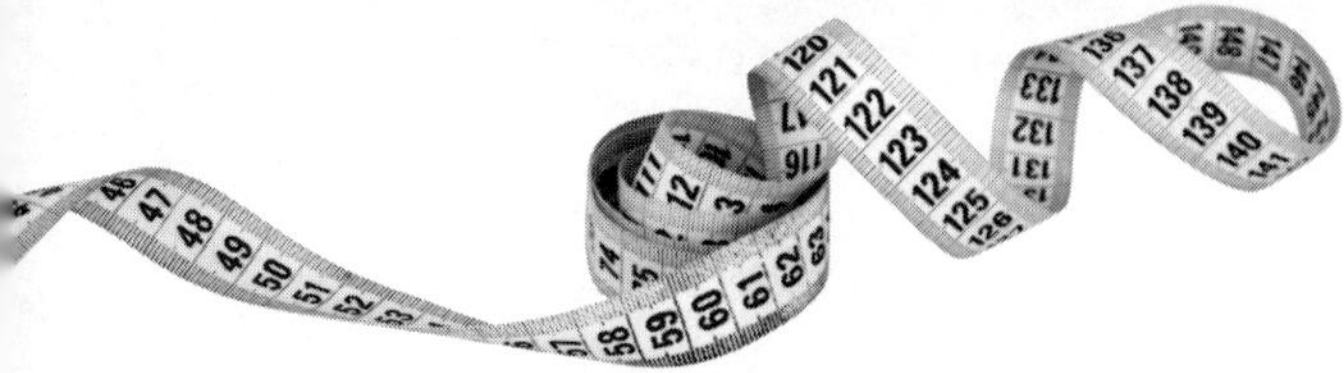

第5章 肥満と時間の関係

第6章 〝正しく〟太るために

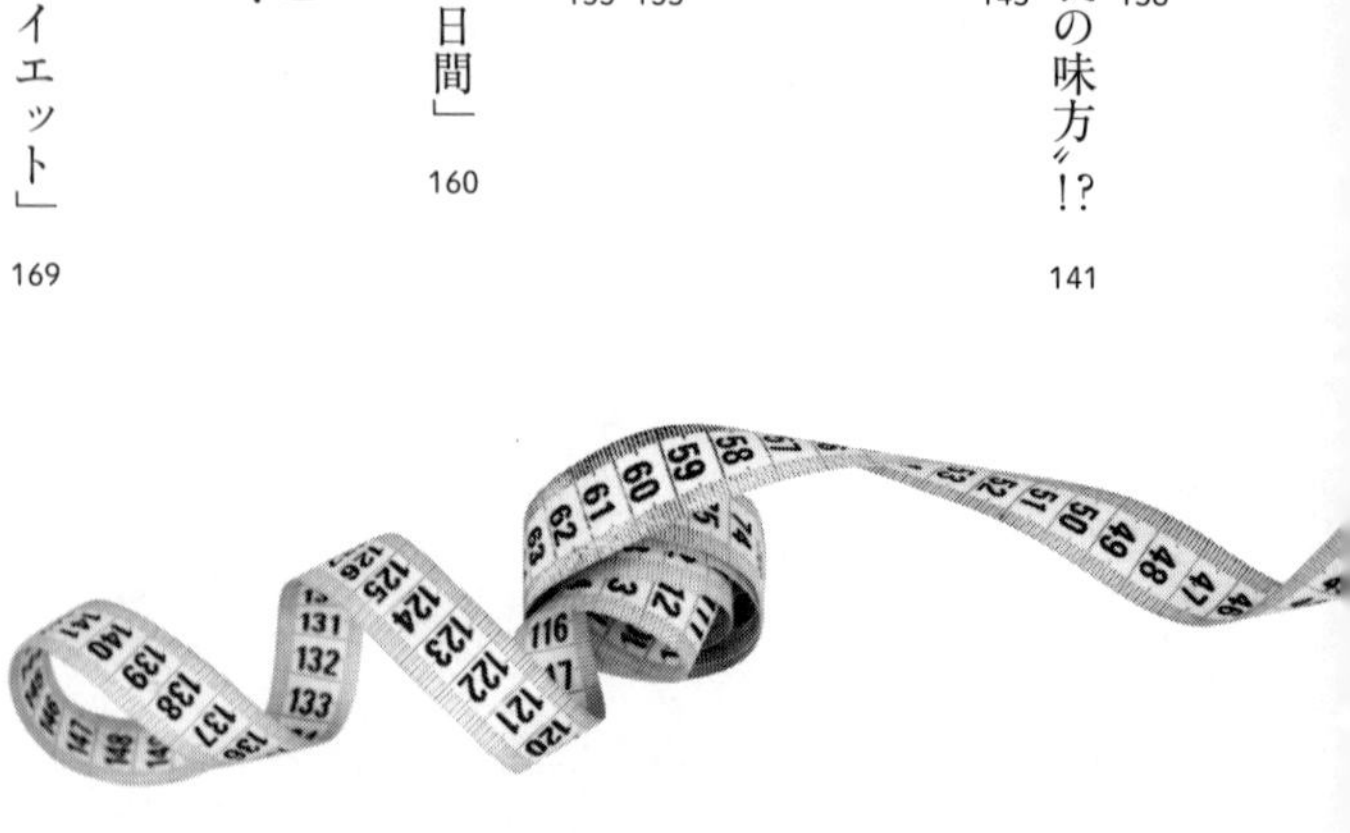

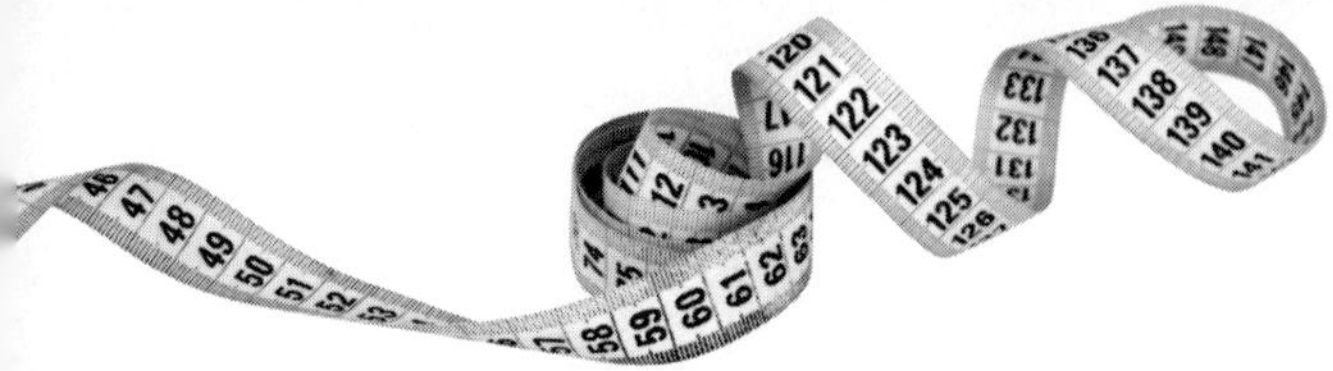

本文デザイン　盛川和洋
本文DTP　キャップス
図表作成　篠　宏行
イラスト　ひらのんさ
写真　指定以外パブリックドメイン

第1章

実は、あなたは太っていない!?

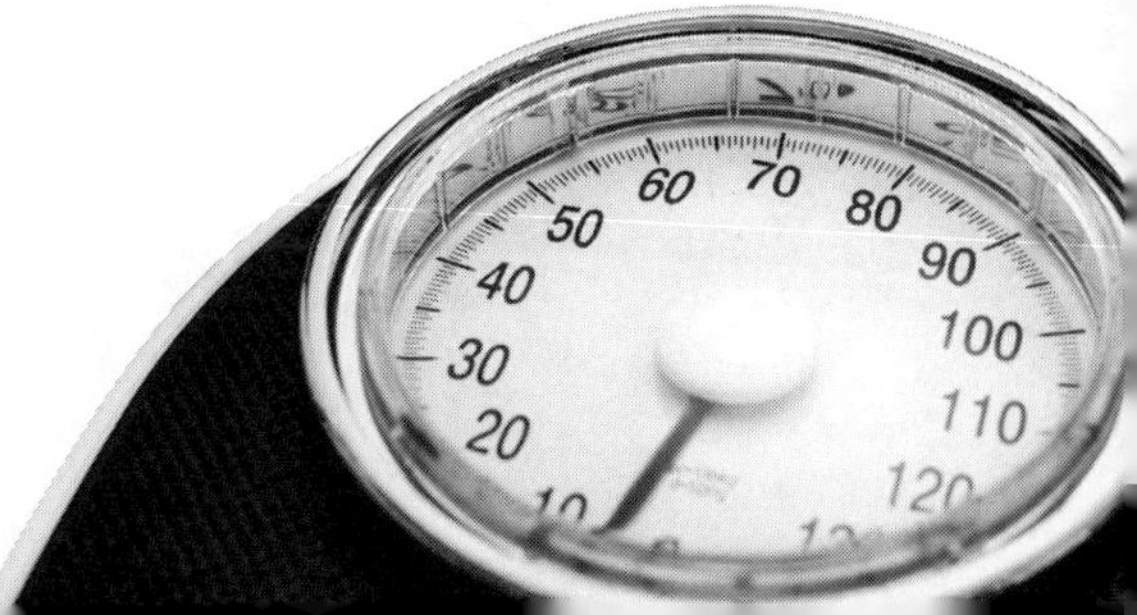

人間はおのおの見方を持っている。そして同じ一人の人間でも、時が変われば同じ対象に対して違った見方をする。

——ベッカリーア『犯罪と刑罰』

肥満は見た目が9割

「あなたは太っていますか?」と質問したとします。多くの女性は「まあ失礼!」「セクハラ!」と怒るかもしれません。あるいは伏《ふ》し目がちに「そうかも……」と言うかもしれません。これらの反応は、自分が太っていると思っている証拠です。

男性の場合はどうでしょう。「まあ、人並みではないですか。私の周囲にも太っている人は多いですし」、あるいは「そうそう、そうなんですよ。情けないです」と笑いながら答えることが多いのではないでしょうか。すこし太っているとは思っているが、あまり気にしていないことがわかります。

　このことは、UCL（ユニバーシティ・カレッジ・ロンドン）の疫学・公衆衛生学部のジェーン・ワードル教授らの調査（世界22カ国の1万8512人の大学生の肥満に対する意識調査）でも示されています。注目すべきは、調査対象である学生にはほとんど太っている人がいないことです。にもかかわらず、女性の45%、男性の25%が「自分は太っている」と思っていました。詳しくは後述しますが、医学的な肥満の基準を満たす人は男性15%、女性5%です。つまり、彼女らの多くは「肥満」と医学的には判断されないにもかかわらず、そう思っているのです。明らかに女性のほうが「肥満」に対して敏感です。そして、太っているわけではないのに、「体重を落とす努力をしたことがある」と回答した人が、女性51%、男性21%でした。ダイエットに対する関心も女性のほうが高いことがわかります。男性は、女性の半分程度のテンションです。

　この男女差の理由を一概に断じることはできませんが、これまで社会慣習として培《つちか》われてきた化粧の習慣、ファッション、身だしなみに対する興味、所作《しょさ》なども関係していていると思われます。

　女性と男性の感性の違いも影響しているかもしれません。『話を聞かない男、地図が読めない女』（アラン・ピーズ、バーバラ・ピーズ著、藤井留美訳）などでも主張されているように、情景や状況について、女性は全体把握を、男性は局所的な相対関係の把握を得意としており、それは右脳と左脳をつなぐ神経の数の違いによるという意見があります。

また、一般的に女性はリアリスト、男性はロマンチストと言われますが、そこからも違いが生じるのかもしれません。ちなみに、男性のほうが、肥満が健康に悪いことを否定したがる傾向が強いという報告もあります。アメリカのエモリー大学による調査では、肥満傾向にある人に質問した結果、「肥満でも大丈夫」と答えた人は男性62％、女性43％でした。一般的に、男性のほうが何事に対しても妙に楽天的です。

このように、世間で言われている「肥満」とは、きわめて主観的なものです。そして、その判断は「見た目」を意識してなされています。

日本だけが異常

前述のＵＣＬ調査は、国別の意識の違いも検討していますが、日本は異例です。日本の学生の平均体重は他の国に比べてけっして多くはない、むしろ少ないにもかかわらず、太っていると思っている人は女性63%、男性34%と突出しています。また、やせようと思っている人は、女性の70%におよびます。

大阪府の10～17歳の学生1632人（うち標準体重の10%以上を超えた女児7%、男児12%のグループ）を対象にした大阪市立大学の調査でも、10歳では女児の48%、17歳では同84%が自分は太っている、あるいは太りすぎと思っていました。また、肥満に対して恐れを感じていた女児はそれぞれ35%、79%におよびました。いっぽう男児では、20～30%が太っていると感じていました。この意識調査は、日本のごく普通の学校の生徒を対象にしたものです。

世界的に見て、人類は太る傾向にあります。これは、食品が安定的に確保されるようになり、その流通システムが改善されたからです。しかし驚くべきことに、日本だけは女性の平均体重の増加は止まり、むしろ低下しています。日本の女性は太っていないのに太っていると考え、実際に太らないようにしている人が多いのです。「太ってはいけない」という〝金科玉条〟は、日本では特に強く、きわめて深刻な健康問題を生んでいます（後述）。

おもしろいのは韓国です。韓国の女性は、自分は太っていると思っている人は43％で、世界の平均並みですが、やせようと思っている人は77％と第1位です。彼らは、太っていると思っていないのに、やせようとしているのです。ご存じのように韓国では整形手術がさかんで、「見た目」が仕事社会での成功に大きく影響する現実があるからだと思われます。そんな韓国でも、1990年代から女性の平均体重の増加はストップしています。

バランスのいい体格とは？

「太っている」かどうかは、あくまで主観的な問題です。しかし、「肥満」を医療あるいは社会・経済の問題として考える際、客観的基準が必要になります。はたして、「バランスのいい体格（理想的な体型）」と判断することができる尺度はあるのでしょうか。

「肥満」が問題視されるずっと以前から、人々は、「理想的な体型」とは何かを追い求めてきました。ベルギーの数学者・天文学者・統計学者・社会学者さらには詩人でもあったアドルフ・ケトレーは1835年、その尺度を提案しました。

そもそも、われわれの体型はどのようにして決まるのでしょうか？　人間は、体温が常にある一定の範囲に保たれる、いわゆる恒温動物です。体温を一定に保つには、体熱《たいねつ》の産《さん》生《せい》と放散のバランスが大切です。このバランスが悪いと、肥満につながります。体熱は、体内に溜《た》（貯《た》）められた脂肪分（中性脂肪）を燃やすことで作られます（代謝熱《たいしゃねつ》）。「食べる」目的の一つは、この熱を作り出すことです。

食べたものがわれわれの熱を作る唯一の材料であることがようやくわかったのが、その頃でした。栄養素として、炭水化物、脂肪、タンパク質が大切であること（ビタミンの概念はなかった）が認識されたのも、同時期です。

たくさん食べれば、代謝も上がります。逆にダイエットをすると脂肪分は減り、代謝は下がり、脂肪分は燃えにくくなります。省エネモードの体になるわけです。われわれの体は外気温以下に冷却することはできないので、体温は外気温より高く設定されています。しかし最近では、体温を超える気温が珍しくなく、熱中症が頻繁に起こるようになってしまいました。われわれはもはや、クーラーなしでは生きていけません。

放熱は、体の表面積が大きいほど多くなります。体表面積は体の長さ、すなわち身長の2乗に比例します。いっぽう熱の産生は、貯め込んでいる燃料（脂肪分）の量とその燃焼の効率で決まります。燃料の多さは、まさに脂肪量と体重に比例します。確かに、太っている人は暑がりです。体重は体長の3乗に比例するので、体が大きくなるにつれて、相対的に体熱産生（体重）が放熱（体表面積）より優位になります。

実際、多くの動物で、同じ種では寒冷地のほうが大型化することが観察されています（ベルクマンの法則）。大きいほうが体を暖《あたた》めやすいからです。人間でも、たとえば北欧の人たちは、われわれ日本人に比べて体格が大きいですね。「バランスのいい体格」は、住んでいる環境によっても異なるのです。

そこで、「バランスのいい体格」とは「熱の産生と熱の発散のバランスがいい体型」と考えることにしました。その体型がかっこいいか（理想的か）どうかは個人的感想であるはずですが、そのような体つきこそ自然であり理想的であるから、かっこいいとする考え方です。そして、体格を表わす尺度として、体重（kg）と身長（m）の2乗の比率、つまり、体重を身長の2乗で割った値《あたい》を採用しました。こうして、よく知られている体格指数「ＢＭＩ（Body Mass Index）」が誕生したのです。

ＢＭＩの限界

ケトレー以前の医療はアリストテレス以来の経験論が主流であり、医師独自の裁量や経験に頼るものでした。それが19世紀半ばになると、人間の健康状態を数字で表わし、多くのデータを収集。それを数式に当てはめて健康状態を判断・予想する「統計医学」（数学的確率論）が登場したのです。

ケトレーが示したのは、「平均人」という考え方です。これは、本書のテーマにかかわる大きな問題を含んでいます。ケトレーはさまざまな人のデータを集めましたが、そこには当然、ばらつきがあります。彼は、それは各人が理想的な生活を送っていないために起こるばらつきであり、啓蒙が進めば、平均からの隔《へだ》たりは解消されていくと考えました。「平均人」こそ「正常人（理想的人物）」と考えたのです。

これは、個人の個性をまったく認めない姿勢です。ケトレーは、「人類は統計学的平均値の生贄《いけにえ》にすぎない」とまで言い切っています。しかし平均人とは、多くの人の平均値というだけで、ケトレーの頭の中だけで作られた、何の個性もない、言わば、のっぺりとした人造人間です。そんな人間など、どこにも存在しません。

「プロローグ」で述べたパラリンピックの精神は「ばらつき」の大切さを謳《うた》い、それこそ個々人にとって実感されるものです。現在、AIの発達により、圧倒的多数の人のビッグデータを集め、単純な数式に無理矢理あてはめることなく、個々人の特性を反映した予測をかなりの確率で行なうことが可能になっています。

ケトレーの提唱後もBMIは、すぐには「肥満」に応用されませんでした。しかし1995年、WHO（世界保健機関）はBMIを体格の判定基準として採用。現在では常識となっています。しかし、その誕生当時から孕《はら》んでいた問題点を今こそ認識しなければなりません。

ウルトラマンと仮面ライダー、かっこいいのはどっち？

1954年の映画『ゴジラ』以来、「怪獣」は戦後日本文化の象徴です。日本人の豊かなイマジネーション力、円谷英二《つぶらやえいじ》を嚆矢《こうし》とするすぐれた特撮技術により、多くの怪獣映画が作られ、「Kai-ju」が英語になるなど、世界を席巻《せっけん》しました。2016年には映画『シン・ゴジラ』が公開、リバイバルブームに沸《わ》きました。

怪獣をやっつけるヒーローとして登場したのが、1966年のテレビ番組『ウルトラマン』です。製作はもちろん、円谷プロダクションです。『ウルトラマン』では、ハヤタ隊員が変身・巨大化してウルトラマンになりますが、異能のイストレーター成田亨《なりたとおる》によって描かれた、芸術的なアルカイックスマイルを浮かべるウルトラマンが怪獣をやっつける姿は、子供心にかっこよく見えたものです。

同じく変身ものとしては、石ノ森章太郎《いしのもりしょうたろう》のアニメの系譜を継承する『仮面ライダー』があります。最初のテレビ放映は1971年でした。仮面ライダーは虫好きの男の子に訴えるために昆虫のマスクを持ち、自分の隣にいそうなヒーローとして巨大化することなく等身大で、巨大怪獣ではなくヒト型怪人を退治しました。2021年には、誕生50周年を迎えましたが、現在までに200体以上が送り出されています。

では、ウルトラマンと仮面ライダーのどちらがかっこよく、強いのでしょうか？

前述のように、生物は体が大きくなるにつれ、代謝の熱の産生は大きくなります。生物は際限なく熱産生が増えないように、大型化すると単位体重あたりの代謝は減少するように作られています。代謝の大きさは心拍数により、大体は予測できます。ですから、人間より小さいネズミの心拍数は人間よりはるかに多く、人間60〜70／分に対して300／分です。逆に、象は20／分程度です。

『ゾウの時間 ネズミの時間——サイズの生物学』（本川達雄著）では、「哺乳類ではどの動物でも、一生の間に心臓は二〇億回打つという計算になる。（中略）物理的時間で測れば、ゾウはネズミより、ずっと長生きである。ネズミは数年しか生きないが、ゾウは一〇〇年近い寿命をもつ。しかし、もし心臓の拍動を時計として考えるならば、ゾウもネズミもまったく同じ長さだけ生きて死ぬことになるだろう」としています。確かにネズミの拍動は速く、ゾウはゆっくりです。人間でも、普段の生活での心拍数が少なく安定している人ほど、長寿の傾向にあります。

ウルトラマンはとても大きなパワーを出すことができ、強いですが、残念ながら3分間しか活動できません。なぜでしょうか？

第一に、あれだけの大きな体をあれだけ速く動かすことは代謝的に無理があるからです。本来、もっともっとゆっくり動かなければならないのです。あれでは、すぐに息が上がって疲れてしまいます。怪獣もそうです。映画『ジュラシック・パーク』では、すばやく人に襲いかかる、ティラノサウルスが描かれていますが、実際は早歩きぐらいしかできませんでした。

第二に、体重を支えるだけの骨を持つことができないからです。速く動こうとすると、重い体重の加速度で骨に大きな力がかかり、粉砕骨折《ふんさいこっせつ》を起こしてしまいます。これは人間でも、重度肥満の方に見られます。ですから、もしウルトラマンと仮面ライダーが対決したら、体が小さくパワーではウルトラマンに劣《おと》るものの、長時間すばやく動ける仮面ライダーに分《ぶ》があるように思います。

代謝的な違いはあるものの、どちらがかっこいいかは見る人によって異なります。両シリーズは並行して、21世紀まで連綿と続いているのです。

現在、ウェブサイト「少年ジャンプ＋《プラス》」に連載中の『怪獣8号』（松本直也作）が人気を博しています（コミックスもあり）。数々の怪獣の到来を新たな災害としてとらえているところに、これまでの怪獣ものにはない新しさを感じます。

怪獣を討伐する防衛隊の1人である日比野カフカは自ら怪獣に変身できるようになり、当局から「怪獣8号」と認定されます。鬼に似たドクロの顔に漆黒のボディ、日本の伝説に出てくる鬼が異端として迫害を受けてきたイメージが重なります。それでも人間と心を合わせて、今のところ怪獣退治をしています。怪獣は大型のものからヒト型まであり、怪獣8号は必要に応じて最大6～8mにまで巨大化が可能、パワーもヴァージョンアップされます。

ウルトラマンと仮面ライダーの両方の特徴を備え、かっこよさが凝縮された現代のヒーローは新たな魅力を提供し、総閲覧数は2020年10月時点で3000万を超えたそうです。

理想体重の真実

肥満が健康に悪いと認識されるようになったのは、実は〝商業的〟動機からでした。生命保険会社にとって、どのような加入者がどのような病気になりやすく死亡しやすいかを知ることは文字通り、会社の生命線です。そのため統計医学の力を借りて、さまざまな健康指標を検討しました。

20世紀の早い段階で気づいたのは血圧と健康の関係です。血圧が高い人に死亡者が多いことが判明すると、生命保険会社は1920年代には血圧140㎜Hg以上の人の保険加入を拒否するようになります。また、肥満と死亡率の関係も検討され、肥満すると死亡しやすく、標準より10％体重が多いだけで寿命が短くなると言われました。

そして1942年、アメリカのメットライフ（メトロポリタン生命保険会社）が、過去10年間の契約者データをもとに年齢を消去して「標準身長・標準体重表」を作成しました。日本でも、私が主宰する慶應義塾大学医学部内科学教室腎臓《じんぞう》内分泌代謝内科（以下、慶大腎内代）の大先輩・松木駿《まつきしゅん》により、その改訂版が出されます。1985年には明治生命保険相互会社（現明治安田生命保険相互会社）が、日本人男性966万人・女性270万人について男女別の最低死亡率による標準体重表を作っています。「肥満」の問題を統計的に解決しようという画期的な試みでした。

この「標準体重」は、身長ごとのもっとも死亡率が低い、ケトレーの言う「理想的な」体重です。今でも標準体重は「理想体重」とも言われています。

このような経緯のもと、今ではBMIが肥満判定の主役となっているのです。しかし、BMIは性差も年齢も健康状態も斟酌《しんしゃく》されない、ざっくりとした数字です。また、体重はけっして脂肪分だけで決まるわけではなく、筋肉、骨、水分量などにも影響されます（ＢＭＩは全身の脂肪量と比較的よく相関することが証明されてはいます）。

そこで、日本肥満学会では現在、ＢＭＩを基準に肥満度を分類しています（図1）。この分類は、ＷＨＯとは若干《じゃっかん》異なります。ＷＨＯでは肥満をＢＭＩ30以上としており、日本肥満学会が肥満としている「肥満1度」は、「前肥満状態（pre-obese）」としています。そして、標準体重（理想体重）はもっとも疾病《しっぺい》が少ない体重としてＢＭＩ22とされました。確かに、「標準身長・標準体重表」から計算されるＢＭＩの値はおおむね22になります。

しかし、22とされた根拠は、今から30年以上前のデータであり、その後変更されていません。そのいっぽうで、時から現在まで、社会の健康状態は大きく変わっています。

たとえば、デンマークのコペンハーゲンで実施された調査では、三つの集団——１９７６〜１９７８年（1万３７０４人）・１９９１〜１９９４年（９４８２人）・２００３〜２０１３年（9万７３６２人）——でもっとも死亡率が低かったＢＭＩは順に23・7、24・6、27・0でした。もちろん、日本にこの数字を直接あてはめるわけにはいきませんが、

図1　肥満度の判定基準

BMI	日本肥満学会	WHO
18.5未満	低体重	低体重
18.5以上25未満	普通体重	普通体重
25以上30未満	肥満（１度）	前肥満状態
30以上35未満	肥満（２度）	肥満（１度）
35以上40未満	肥満（３度）	肥満（２度）
40以上	肥満（４度）	肥満（３度）

死亡率が最も低い体重は年々変化し、それは大きいほうにシフトしている可能性が考えられます。

日本は世界に冠たる長寿国であり、１００歳以上の方は現在８万人を超え、増え続けています。また、高齢化率（65歳以上の高齢者人口が全人口に占める割合）が29％を超えた「超・超高齢社会」に突入しています。ですから、これまで年齢を考慮してこなかったＢＭＩにもとづく肥満の分類については、再考の必要があると思われます。

日本老年医学会では２０１８年、日本肥満学会と共同でガイドラインを出しています。同ガイドラインには、高齢者の肥満状態は必ずしもＢＭＩでは評価できないこと、65歳までは加齢と共にＢＭＩは増加するが、その後は減少すること、ＢＭＩが高いほうが死亡率は低下すること（肥満パラドックス）、などが記載されています。

自分にとっての理想体重は何か――。これを古い時代に作られた表から判断することは、もはや正しいとは言えません。現在は「もっと確かな〝自分らしい〟体重」「自分にとっての肥満は何か」を判断できる時代になっています。かっこよさは、その人ごとに違うのです。

肥満は病気か?

イスラエルの歴史学者・哲学者ユヴァル・ノア・ハラリは、その著書『ホモ・デウス――テクノロジーとサピエンスの未来(上)』(柴田裕之訳)のなかで「飢饉と疫病と戦争はおそらく、この先何十年も厖大な数の犠牲者を出し続けることだろう。とはいえ、それらはもはや、無力な人類の理解と制御の及ばない不可避の悲劇ではない。すでに、対処可能な課題になった」と述べています。同書の刊行はコロナ禍以前ですが、疫病は再び人類の大きな脅威となっています。

さらに同書では「二〇一四年には、太り過ぎの人は二一億人を超え、それに引き換え、栄養不良の人は八億五〇〇〇万人にすぎない。二〇三〇年には成人の半数近くが太り過ぎ

図2　BMIと死亡率の関係

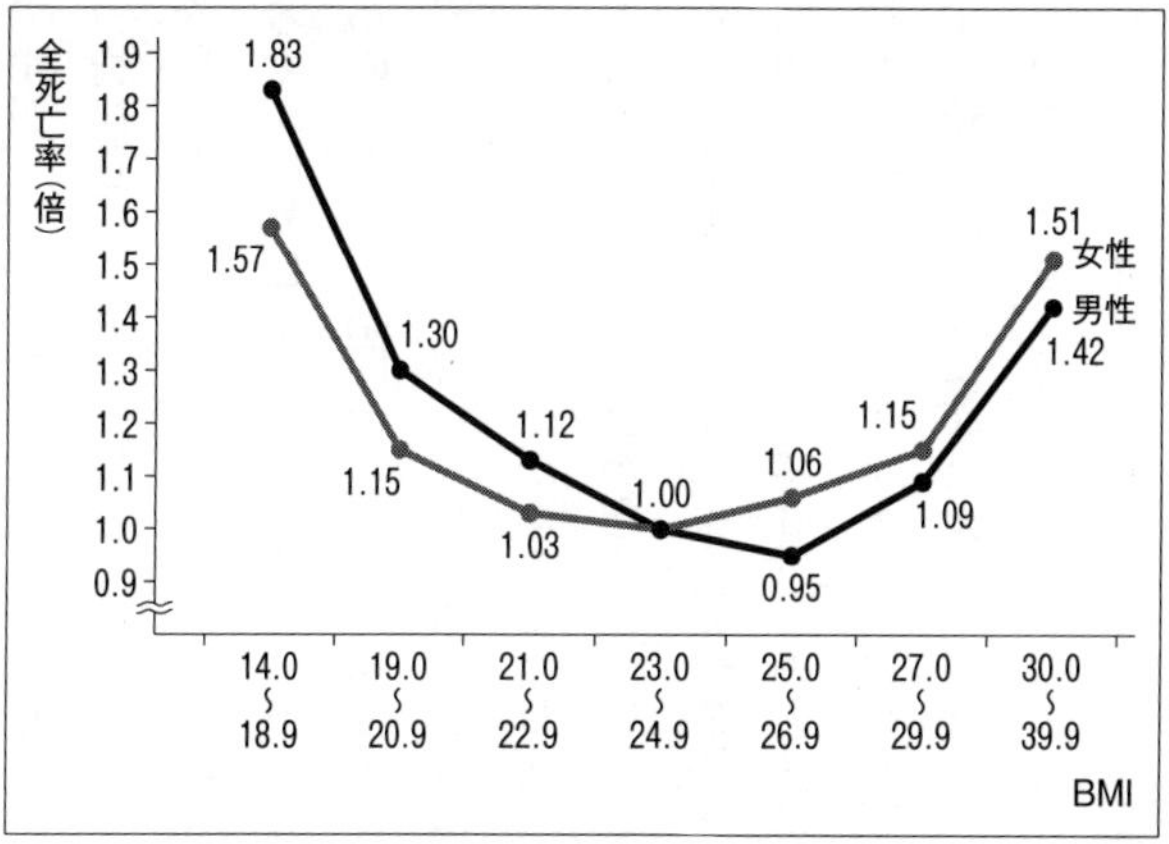

（Sasazuki, S. *et al.*（2011）*Journal of Epidemiology* 21, 417-430 より改変）

になっているかもしれない。二〇一〇年に飢饉と栄養不良で亡くなった人は合わせて約一〇〇万人だったのに対して、肥満で亡くなった人は三〇〇万人以上いた」とあり、肥満を病魔ととらえています。

しかし、肥満＝病気ではありません。日本肥満学会でも「肥満症診療ガイドライン２０１６」において、「ただし、肥満（ＢＭＩ２５・０）は、医学的に減量を要する状態とは限らない」と但《ただ》し書《が》きを添えています。この但し書きが重要です。

ＢＭＩを横軸に、死亡率を縦軸に取ると、そのグラフはＵ字型になります（図２）。このＵの底にあたるＢＭＩが標準体重になるわけですが、グラフをよく見ると、UというよりJの形をしています。前述のコペンハーゲンの調査も、日本の複数の大規模調査でも同様の形になっています。この形が示すのは、あるBMIの値より小さい時は急激に死亡率が上昇し、そのBMIの値より大きい場合はゆるやかに死亡率が上昇するということです。グラフはそれぞれのBMIの値を取るたくさんの人たちの集団の「平均」値ですから、このような形になることはBMIが小さくなる、つまり多くの方で、やせることははっきりと体に悪いことが起こることを示しています。いっぽう、BMIがある値より大きくなる場合、つまり肥満する場合、その悪い影響は人によってばらつきがあることを示しています。

近年、低糖質ダイエット（糖質制限ダイエット）が注目されています。私も肥満の人が短期間で体重を落とすには、この方法はすぐれていることを実感します。たとえば、炭水化物から摂取するエネルギーの割合を横軸に、死亡率を縦軸に取るグラフを作ると、最低は50～55%あたりになります（図3）。

このグラフもUではなく、Jの形です。つまり、あまりに極端な低糖質の場合、死亡率は多くの人で明らかに上昇しますが、ご飯が大好きでつい炭水化物を多めに摂ってしまう

図3 炭水化物摂取と死亡率の関係

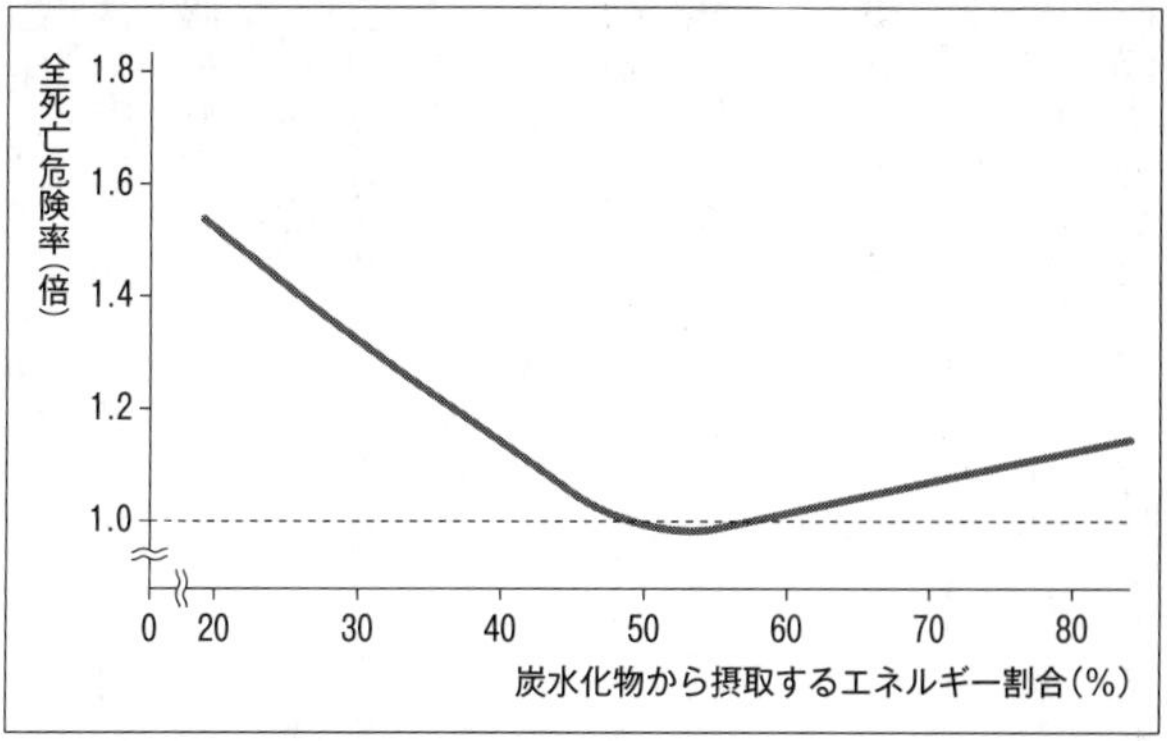

（Seidelmann, SB. *et al.*（2018）*Lancet Public Health* 3: e419-e428 より改変）

人が危険かどうかは、かなり人によって異なるのです。

現在、「肥満」と「肥満症」は、明確に区別されています。肥満は「脂肪組織に脂肪が過剰に蓄積した状態で、ＢＭＩが25以上のもの」とされています（「肥満症診療ガイドライン２０１６」）。いっぽう、肥満症は「肥満に起因ないし関連する健康障害を合併するか、その合併が予測される場合で、医学的に減量する必要とする病態をいい、疾患単位として取り扱う」とされています（同）。つまり病気です。ちなみに、この「予測される」という但し書きが実は難しいです。

肥満症の診断に必要な健康障害は、①耐糖能《たいとうのう》障害（２型糖尿病など）、②脂質《ししつ》異常症、③高血圧、

④高尿酸血症《こうにょうさんけつしょう》・痛風《つうふう》、⑤冠動脈《かんどうみゃく》疾患（心筋梗塞《しんきんこうそく》・狭心症《きょうしんしょう》）、⑥脳梗塞・脳血栓症《のうけつせんしょう》・一《いっ》過性脳虚血《かせいのうきょけつ》発作、⑦非アルコール性脂肪性肝疾患、⑧月経異常・不妊、⑨閉塞性《へいそくせい》睡眠時無呼吸症候群・肥満低換気症候群、⑩運動器疾患・変形性関節症（膝《ひざ》・股関節《こかんせつ》）・変形性脊椎《せきつい》症《しょう》・手指の変形性関節症、⑪肥満関連腎臓病の11疾患があります。

この診断基準には含まれていませんが、肥満にともなうがんも知られています。大腸がん、食道がん、子宮体がん、膵臓《すいぞう》がん、腎臓がん、乳がん、肝臓がんです。私も、肥満の患者さんの診療ではこれらのがんが起こってこないかを注意しています。実際、それらの方のかなり多くに、まったく症状もないのに早期がんが見つかります。「肥満」そのものが悪ではなく、「肥満症」が悪なのです。

肥満スティグマ

近年、医学界では「スティグマ（Stigma）」が問題になっています。「Stigma」は「烙《らく》印《いん》、汚点、汚名」などと訳されますが、ここでは「言われのない差別」を指しています。

肥満あるいは、その結果として起こる高血圧、脂質異常症、糖尿病などの生活習慣病は、食事内容、食行動、運動、睡眠など生活習慣の歪《ゆが》みから生じます。それをもって、悪い生活習慣を取るから肥満になるのであり、それを修正しないから生活習慣病になるのだとして、肥満を自己責任と決めつけて非難する風潮が「肥満スティグマ」です。「デブ」など肥満者を侮蔑した呼称は、その最たるものです。

1960年代、肥満を起こすような性格、「肥満性格」があるのではないかと想定されました。しかし現在、それは否定されています。「太っている人は意志が弱い。おなかが減ったから食べるのではなく、誘惑に負けやすいから食べるのだ」という単純な説は認められていません。

肥満症管理における認知、ケア、治療に関する国際的な調査によれば、日本人肥満者の81%は肥満を自己責任ととらえています（The Awareness, Care and Treatment In Obesity MaNagement-International Observation［ACTION-IO］）。さらに、専門家へ相談することを躊躇《ちゅうちょ》する実態も明らかになっています。

「肥満スティグマ」は適切な治療を遅らせ、それによって肥満の程度が悪化。さらに、うつ症状などの病態を生み出して、時に自殺を引き起こすこともあります。もちろん、健全な社会活動を妨《さまた》げることは言うまでもありません。これに対して、医学界では、さまざまな角度からのアドボカシー（権利擁護）運動の必要性が訴えられています。

私は、「肥満症」を「生活習慣病」ではなく「生活環境病」としてもとらえる必要があると考えています。人間関係も含めて、その人が置かれた環境によって、そのような生活習慣を取らざるを得ないようになっているのではないでしょうか。

貧困も、その一つです。タフツ大学の疫学研究では、思春期に栄養不良の環境下で育ったアメリカの移民に肥満が多いことを報告しています。幼少期の栄養不足が、脂肪を燃焼させるように働くホルモンＩＧＦ－１（インスリン様成長因子）の働きを悪くし、ファストフードを食べる習慣にさらされるなか、肥満になるという現象です（「貧民街シンドローム」と言います）。

私は現在、肥満の人が置かれている生活環境をさまざまな角度から探査する試みを行なっています。また、本書を通して「肥満」は必ずしも悪ではないことを訴え、「肥満スティグマ」を崩《くず》したいと思います。次章では、なぜ人間は太るのかという根源的な仕組みをわかりやすく説明します。

第2章

太るには理由《ワケ》がある

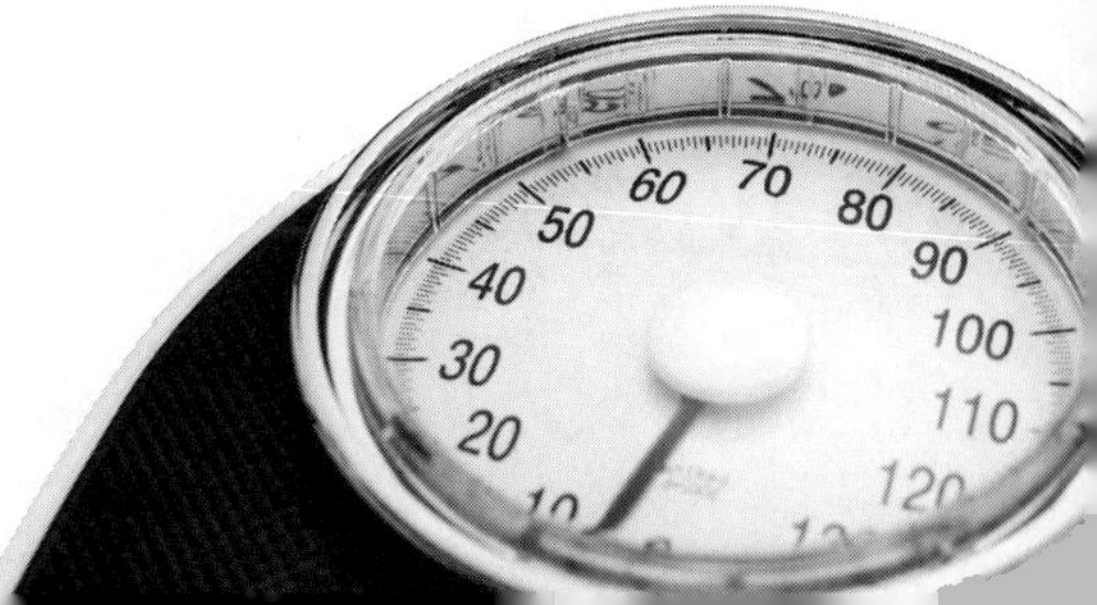

武士はいざという時には飽食しない。しかしまた空腹で大切な事に取り掛かることもない。

――森鷗外『阿部一族』

そもそも、なぜ太るのか？

今から約40万年前（諸説あり）、すなわちホモ・サピエンスの出現以前に、アフリカ、中近東、ヨーロッパ、アジアなどで、ホモ・エレクトス、ホモ・エルガステル、ホモ・ネアンデルターレンシスなど多くのヒト（ホモ）属は「火」を作り、使っていました。人類にとって「火」の発見は画期的でした。暖《だん》を取れるようになっただけでなく、調理ができるようになったのです。

他の動物に比べ、圧倒的に弱かった人類にとって、貴重な食糧源（生きるための栄養分）は植物（根）＝炭水化物でした。火を使うことで、でんぷんを糊化《こか》させ、それらを糖に変えておいしく消化よく食べることができるようになりました。たまに捕獲する動物の肉＝

タンパク質も加熱調理することで、摂取が容易になりました。生肉《なまにく》よりも調理された肉のほうが、消化吸収にすぐれています。

人類は二足歩行ができるようになったことで手が自由になり、道具を作って使えるようになりました。それによって脳が大きくなったと言われますが、４００万年前に二足歩行していたヒト科に属するアウストラロピテクスの脳容量は、チンパンジーとほとんど変わりません。人類の脳は、調理ができるようになり、栄養を十分摂れるようになってはじめて巨大化したのです。そして、自分と他人の違いが認識できるようになり、コミュニケーションのために言葉が発明されました。

「火」の使用で、寒くて暗い夜間も活動できるようになりました。もちろん現代のように、いつでもどこでもライターなどで火をつけることはできませんから、「火」は人々の間で大切にシェアされたでしょう。それは、人類の集団化を進めたと思われます。また、「火」は自分たちを襲う動物の威嚇《いかく》にも使用でき、人類の社会性はますます磨《みが》かれていきました。

人類の進歩と共に、脂肪細胞（脂肪分を貯め込む細胞）が登場します。毎日の食糧をどうやって手に入れるかという不安から解放され、余り気味になってきた栄養分をいかに有効利用するかというゆとりが出てくるなか、脂肪細胞が発達したのです。

われわれは、「火」を使って食べ物を焼く、つまり「燃焼させて」うまく栄養を摂っています。また、暖を取って体を暖めます。いっぽう、体内では「脂肪細胞」に貯めていた脂肪分を「燃焼させて」生きるためのエネルギーを作り（代謝）、体温を維持するための熱を作ります。この二つの働きが、脂肪細胞のもっとも重要な使命です。

このように、「火」と「脂肪細胞」は体の外と内でまったく同じ働きをします。ですから、「脂肪細胞」もやはり、人類の進化の立役者と言えます。われわれが太るのにはれっきとした理由《ワケ》があったのです。

効率的に脂肪を貯める〝口座〟

「プロローグ」で、私たちは「生きるために食べている」が、私たちの体は「食べるために生きる」よう設計されている——と述べました。

どんな生物でも受精後、最初に作られる臓器は腸です。次に作られるのが脳で、脳は腸がうまく働くために作られます。ですから、生きるためにもっとも大切な臓器は腸と言えます。われわれの臓器は、大きくは「腸」系と「脳」系に分かれます。腸は「内《うち》」のグループで内胚葉系《ないはいようけい》、脳は皮膚などと共に「外《そと》」のグループで外胚葉系《がい》とされます。

では、脂肪細胞はどうでしょうか？　脂肪細胞は間《あいだ》を取って「中《なか》」のグループで、中《ちゅう》胚葉系とされます。また、間を埋める細胞ということで、血管細胞や血球と共に間葉系細《かんようけい》胞とも呼ばれます。間葉系細胞は、さまざまな細胞になることができる、なかなか融通の利《き》く細胞たちです。

脂肪細胞の芽生《めば》えは、昆虫で見ることができます。蛹《さなぎ》を経《へ》て成虫になる過程では食べることができないので、栄養分を貯蔵するために腸の周りなどに「脂肪体」と呼ばれる組織が存在します。「脂肪体」は、内臓から遠く離れた皮下には存在しません。おなかのたるんだ昆虫はいないのです。これは、後述する肥満悪玉説の主役となる「内臓脂肪」にあたります。

「脂肪体」は、われわれ脊椎動物における脂肪組織と肝臓の両方の働きを備えています。すなわち、生きていくために必要な栄養素であるブドウ糖と脂肪の両方を貯蔵します。その後、生物が進化していくなかで、脂肪細胞としての専門性が高い「皮下脂肪」が発達したのです。

ところで、お金に余裕が出てきた時、無駄遣いをしないためにはどうすればいいでしょうか？

銀行にお金を預けるのはいい考えですし、財布代わりに使うために引き出すことが容易な普通口座、引き出すことが面倒な定期預金と複数の口座を持つと、さらに便利です。この簡単に引き出せる普通口座が「脂肪体」、のちの「内臓脂肪」です（図4）。いっぽう、利回りのいい（今はそうでもありませんが）定期預金として「皮下脂肪」ができました。「ヴィレンドルフのヴィーナス」「縄文のビーナス」など、太古の時代、肥満は人々の憧れでした。脂肪細胞は、まさに「富」を貯め込める口座なのです。

脂肪細胞は貯め込むだけではない

人間の体には、250〜300億個の脂肪細胞が存在します。成熟した脂肪細胞の直径は70〜90㎛。赤血球の直径が8㎛ですから、約10倍です。脂肪細胞内には、中性脂肪が貯められていますが、中性脂肪をどんどん貯め込むと脂肪細胞は130〜140㎛まで大きくなり、最大1㎍の中性脂肪を蓄《たくわ》えることができます。

図4　どちらに預けるか？

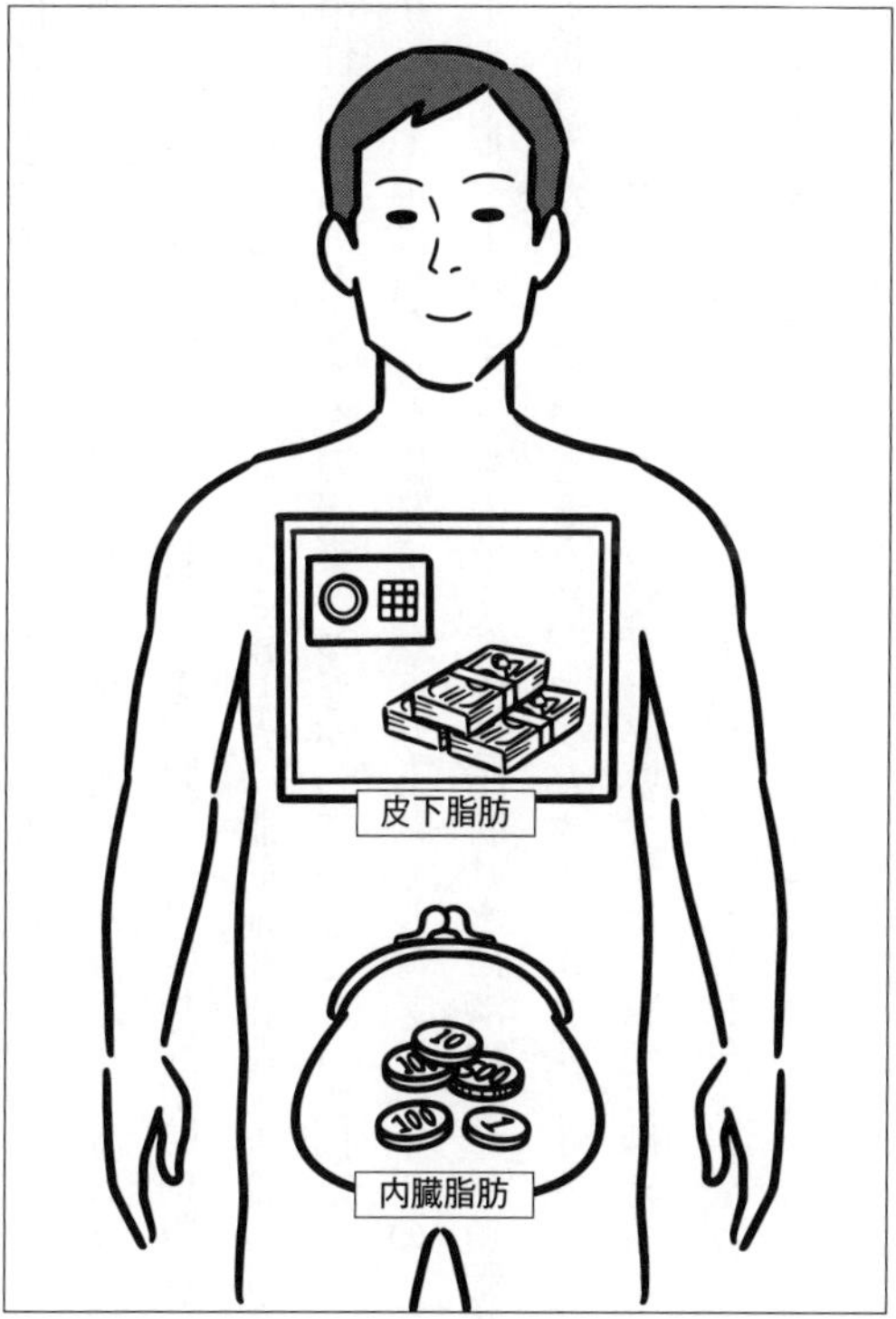

人間は、他の哺乳類に比べて多くの脂肪を蓄えて生まれてきます（脂肪細胞は誕生時に80億個、さらに生後早期に急激に増える）。これは、体毛のない人間が生後すぐに寒い環境にさらされるため、また成長・発

達に必要な栄養を十分に蓄えておくためと考えられています。これまで、成人になると脂肪細胞の数は増えないと思われていました。しかし近年、カロリー摂取が増えると、成人後でも脂肪の基《もと》となる細胞（脂肪前駆細胞）が分裂して脂肪細胞に分化し、８００億個ぐらいまで増えることがわかってきました。脂肪前駆細胞の寿命は10年ぐらいです。

中性脂肪は、たくさんの炭素がつながってできている脂肪酸《しぼうさん》（長鎖《ちょうさ》脂肪酸）が3分子、グリセロールに結合した物質です。グリセロールはアルコールの一種で、脂肪酸を束《たば》ねるキーホールダーのようなものです。中性脂肪は水に溶《と》けず、長鎖脂肪酸は、長い分子をうまく折りたたむことができるため、コンパクトにエネルギーを蓄えることができます。

脂肪を燃やすにはたくさんの酸素が必要ですが、完全に燃えると1分子あたり9kcalのエネルギーを産生できます。これに対して、ブドウ糖は酸素消費が少なく、4kcalのエネルギーを産生します。ブドウ糖に蓄えられるエネルギーは少ないため、ブドウ糖はたくさんつながり、グリコーゲンとして肝臓、筋肉、腎臓に貯め込まれますが、エネルギーの貯蔵量に限界があります。われわれが過剰にカロリーを摂取する時、そのカロリー源は炭水化物であることが多いですが、過剰になったブドウ糖はすべて、肝臓や脂肪細胞で脂肪に変え

図5　脂肪細胞の２つの役割

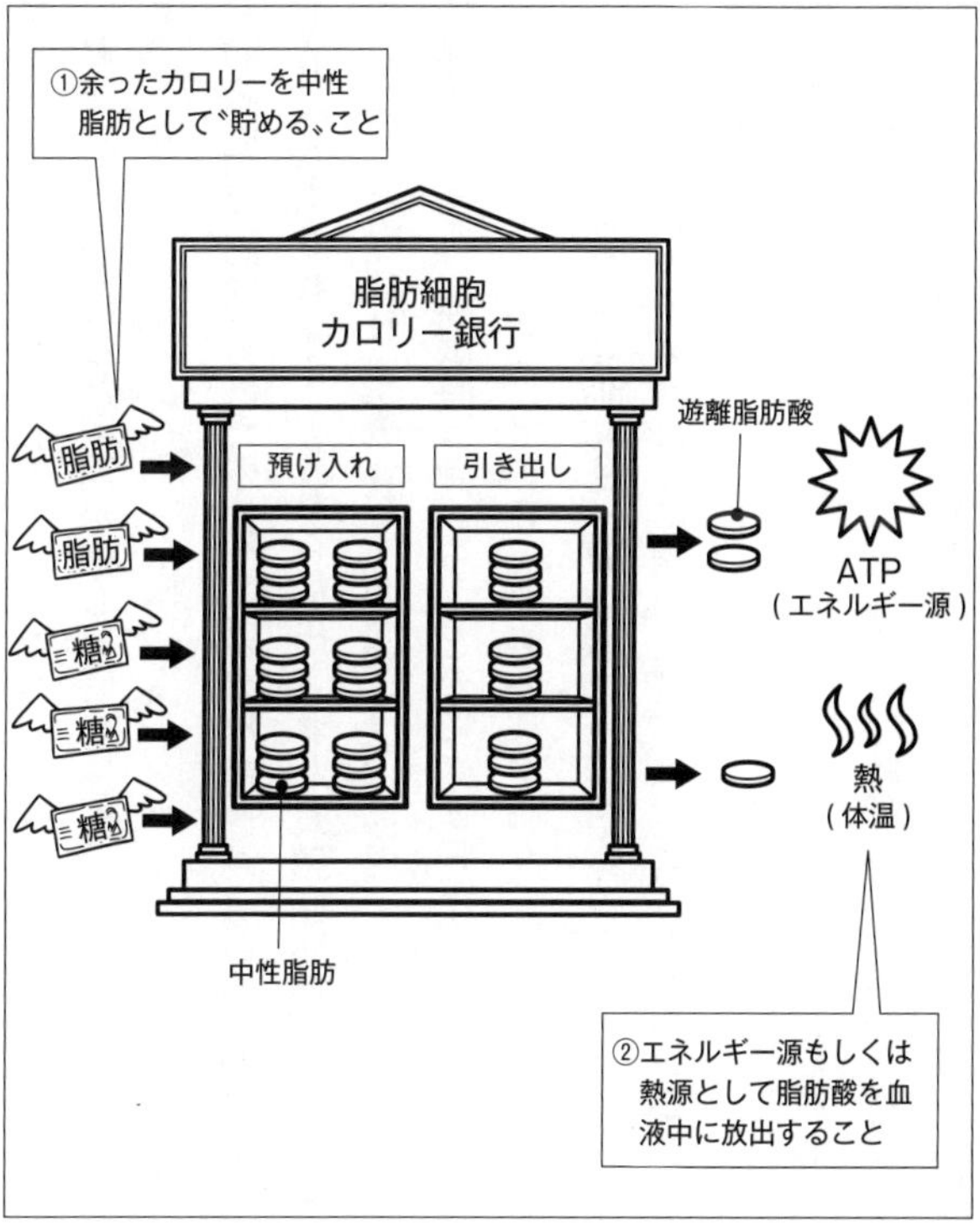

られて貯蔵されます。だから、低糖質ダイエットをすると、糖分を減らしているにもかかわらず、体内で脂肪が燃え、やせるのです。

　脂肪細胞には、二つの役割があります（図5）。一般には、余ったカロリーを蓄積することばかり強調されますが、もう一つ重要な役割があります。それは必要な時、たとえば飢餓の時にはエネルギー源として、寒冷など環境が厳しい時には熱源として、脂肪酸を血液中に放出することです。

脂肪細胞内に貯められた中性脂肪が分解すると、長鎖脂肪酸は、グリセロールから離れて血液に放出されます。それら放出された長鎖脂肪酸は、「遊離脂肪酸（ＦＦＡ＝free fatty acid）」と呼ばれます。長鎖脂肪酸は水に溶けないので、血液中でアルブミンに結合して運ばれます。睡眠時は食べることができずに、夜間寒い状況にあることが多いので、熱源やエネルギー源としてＦＦＡの必要性が高く、脂肪細胞では、脂肪燃焼の仕事が中心になります。脂肪酸は他にも、細胞膜の主成分となったり、ホルモンの原料となったり、脂肪酸自体がホルモンのように働いたりするなど、われわれが生きていくうえで大変重要な物質です。

脂肪細胞は余分なカロリーを貯め込む、やっかいな細胞に思われがちですが、それは誤解です。貯めるだけが能ではなく、必要な時は〝頭をぱっと切り替えて〟自分の貯蓄を気前良く手放します。脂肪細胞の本来の性格は〝貪欲《どんよく》〟ですが、〝吝嗇《りんしょく》〟ではありません。

この頭の切り替えと気前の良さがとても重要です。

肥満になりにくい人が持っている細胞

脂肪細胞には、大きく分けて2種類があります。

前述の二つの役割を果たす脂肪細胞が「白色《はくしょく》脂肪細胞」です（57ページの図6）。名前の通り、中性脂肪を満々と蓄えて白っぽく見えます。こちらを〝本家〟とすると、〝分家〟にあたるのが、白色脂肪細胞から放出されたFFAを取り込んで「熱」の産生を専門に行なう「褐色《かっしょく》脂肪細胞」です。

褐色脂肪細胞の直径は20〜40㎛と小型で、中性脂肪の蓄積は少なく、脂肪の燃焼にかかわるミトコンドリアが多いため、褐色に見えます。体毛がない人間は寒さにさらされる危険が多いため、幼児の時は褐色脂肪細胞が背中の肩甲骨《けんこうこつ》の間あたりに存在しています。これは、大人になるとなくなると考えられていましたが、最近の画像診断技術の発達で、大人でも残存していることが判明しました。興味深いことに、褐色脂肪細胞がたくさん残存している人ほど、肥満になりにくいこともわかっています。

さきほど、白色脂肪細胞と褐色脂肪細胞を〝本家〟〝分家〟と区別しましたが、正確には、本家・分家関係ではありません。前述のように、脂肪細胞は間を埋める細胞、すなわち間葉系細胞由来の細胞です。間葉系細胞由来の細胞には、脂肪細胞以外に「骨格筋細胞」があります。ですから脂肪細胞と筋肉細胞は近い関係にあるのです。褐色脂肪細胞は、この筋肉細胞から分かれて生まれた脂肪細胞です。

「熱」産生を行なう最大の臓器は筋肉ですが、褐色脂肪細胞の発熱能力は通常、筋肉細胞の70～100倍もあると言われています。最近、生後6カ月の赤ちゃんの褐色脂肪の変化と筋肉の発達との関係を調べた研究が発表されました。それによると、この時期の褐色脂肪の変化は白色脂肪の増加とは無関係で、筋肉の発達と関係している可能性が示されました。生後6カ月までに褐色脂肪が減少する量が少ないほうが、筋肉が発達しやすいようです。熱産生の役割を褐色脂肪が担うことで、筋肉はその役割から逃《のが》れて、成長することができるのでしょう。

白色脂肪細胞も褐色脂肪細胞の性質を帯びた細胞、つまり、自分が貯蔵している中性脂肪からFFAを分解し、それを燃やすことで熱を産生することに長《た》けた脂肪細胞に変われることがわかってきました。これは、白色と褐色の間ということで「ベージュ脂肪細胞」と呼ばれています。ですから、ベージュ脂肪細胞は白色脂肪細胞の真の分家です。

図6　脂肪細胞の３兄弟

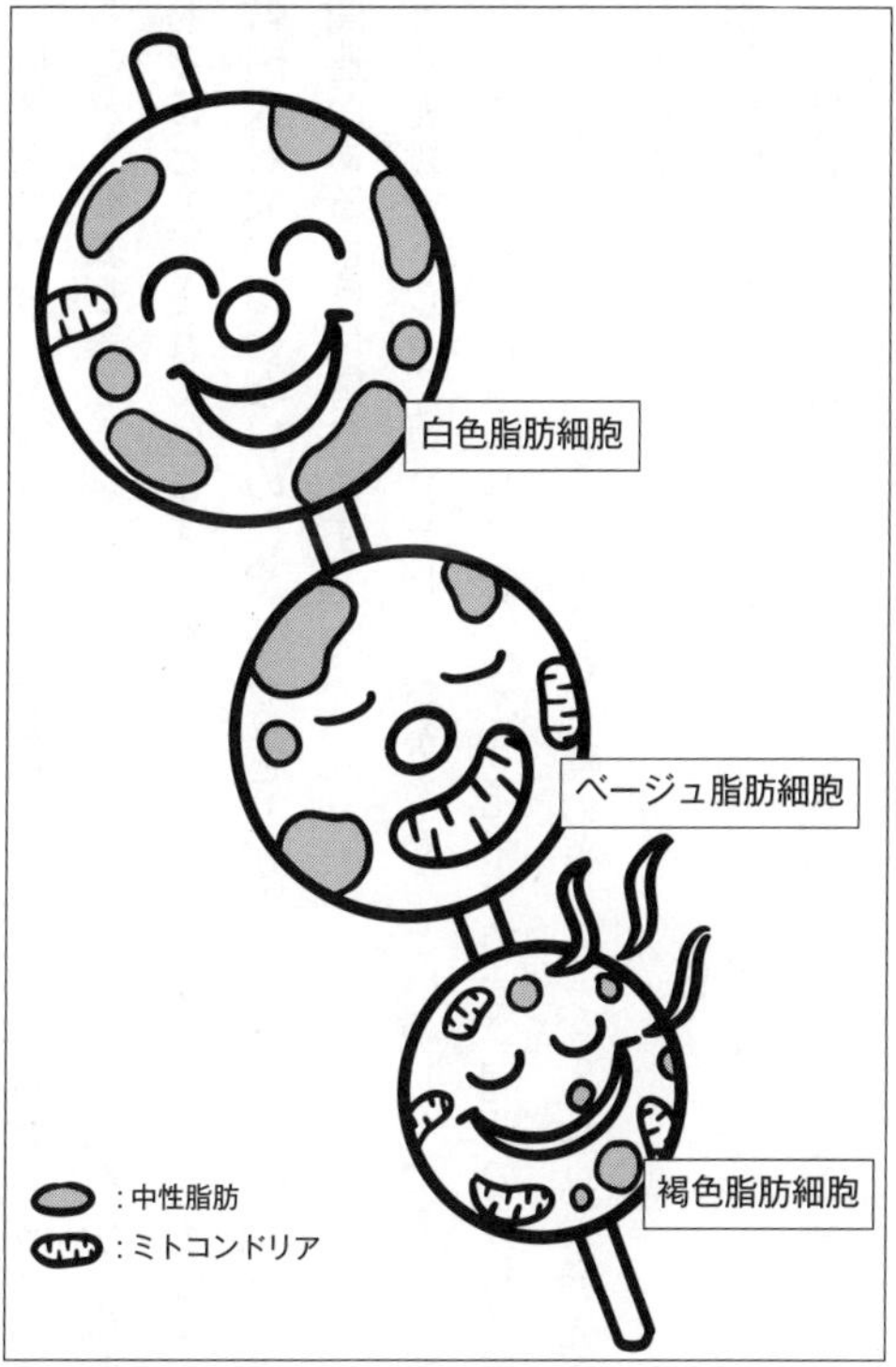

現在、肥満の治療や予防として、白色脂肪細胞のベージュ化（脂肪細胞の色を変える）が注目されています。

京都大学農学部の河田《かわだ》照雄《てるお》助手（現同大学院農学研究科教授）らは1986年、唐辛子《とうがらし》

の辛味《からみ》成分カプサイシンをラットに摂取させると、脂肪燃焼が上昇し、体重増加を抑えられることを発表しました。このカプサイシンはのちに、白色脂肪細胞のベージュ化にもかかわることも示されています。韓国料理では唐辛子が多用されます。第1章で触れた調査で韓国人が太っていないのにやせようとしがちであることが示されていますが、このことと関連があるように感じます。

NHK教育テレビ（現Eテレ）『おかあさんといっしょ』の「今月の歌」として1999年1月に発表されたのが、「だんご3兄弟」です。同曲のCDは累計売上290万枚を超え（オリコン集計）、200〜300種のキャラクター商品が発売されるなど、空前のヒット商品となりました。

脂肪細胞も、それぞれの色と役割を備えた〝3兄弟〟です。ホワイト、ブラウン、ベージュが仲良くそれぞれの味を出せば、肥満が悪ではなくなります。

「やせホルモン」レプチンの発見

私の専門は、ホルモン（内分泌学）です。ホルモンとは臓器で作られ、血液中に放出

（分泌）されることで他の臓器に働きかけて、その機能を調節する化学物質であり、血液中を流れる「粒」です。

読者のなかには、「ホルモン」と聞くと「ホルモン焼き」を連想される方もいらっしゃるかもしれません。私はよく講演などで、ホルモン焼きの材料となるほぼすべての臓器から「ホルモン」が分泌されていると言っても過言ではないとお話しします。ちなみに、私は小腸である「シロ」が好きです。具体的には、小腸を作る平滑筋《へいかつきん》という筋肉を指しています。小腸の周囲には脂肪が付着しています。「内臓脂肪」です。これが、腸の筋肉と共にこんがり焼かれることで絶妙の味を醸《かも》し出すのです。私はシロを食べる時、筋肉細胞と脂肪細胞が親戚関係にあることを実感します。

１９９４年、「やせホルモン」であるレプチンが脂肪細胞から分泌されていることが、ロックフェラー大学のジェフリー・フリードマン教授によって発見されると、脂肪細胞（組織）はホルモン産生臓器としても大きな脚光を浴びるようになりました。これで、「肥満」の問題は解決したと人々は狂喜しました。レプチンが、肥満を抑える薬になると思ったからです。しかし、レプチンは肥満の特効薬にはなりませんでした。なぜでしょうか？

肥満になると、脂肪細胞からレプチンが多く分泌され「もうこれ以上食べるな」という命令が脳に伝わります。しかし、あまりに太りすぎてレプチンが分泌されすぎると、その作用の効《き》き目が悪くなるのです。これを「レプチン抵抗性」と言います。われわれが、あまりに口やかましく言われると聞く耳を持たなくなるようなものです。ですから、レプチン抵抗性がある肥満の人に、いくらレプチンを投与しても効果は上がりません。

脂肪細胞からはさまざまなホルモンが分泌されています。それらは総称して、「アディポサイトカイン」と言われます。「アディポ」は脂肪、「サイト」は細胞、「カイン」は「因子」の意味です。

肥満症ではさまざまな病気が起こりますが、たくさんあるアディポサイトカインのなかで、いわゆる悪玉アディポサイトカインの分泌が善玉アディポサイトカインの分泌を凌《りよう》駕《が》する時に病気が起こります。ですから、たとえ肥満していても、善玉がメインに潤沢《じゆんたく》に分泌される状態であれば、むしろ健康は保たれます。

「倹約ホルモン」インスリンの役割

カロリーの蓄積と肥満において、主役のホルモンは何と言ってもインスリンです。１９２１年、トロント大学のフレデリック・バンティング教授と助手チャールズ・ベストは犬の膵臓抽出物を投与することで血糖が下がることを実証し、インスリンを純粋な形で取り出すことに成功しました。２０２１年は、インスリン発見１００周年の記念すべき年でした。

当時、糖尿病（膵臓が破壊されて起こる1型糖尿病）は不治《ふじ》の病《やまい》として恐れられていました。バンティングとベストはインスリン発見の翌年、インスリンの作用不足のため、14歳で体重が29kg余りにまでやせてしまった少年レナード・トンプソンに犬の膵臓抽出物を注射します。今では考えられないことが許された時代です。その結果、レナードの血糖値は低下し、糖尿病患者さんに大きな希望を与えました。２人はこの発見で巨万の富を得ようとはせず、特許権を1ドルで大学に譲っています。

インスリンは食べ物を摂取して体内にブドウ糖が入ってきた時、はじめて本格的に膵臓から分泌されます（脂肪の摂取では分泌は増加しません）。貴重なブドウ糖が体内に入ると、インスリンはそれをすばやく利用しようとします。その目的は二つあります。

一つは、エネルギーを必要とする臓器（主には骨格筋）にブドウ糖をすばやく取り込ませ、「アデノシン三燐酸《さんりんさん》（ATP＝adenosine triphosphate）というエネルギー源に変換して消費させることです。インスリンは血糖を下げることが有名ですが、それが本来の目的ではありません。

もう一つは、余分なブドウ糖をエネルギー源として貯蔵する作用です。小腸から吸収されたブドウ糖は肝臓に運ばれ、肝臓から全身の臓器に運搬されます。肝臓では、余分なブドウ糖の一部はグリコーゲンに変換されて蓄えられますが、多くは、脂肪に変換されて脂肪細胞に中性脂肪として貯蓄されます。浪費しないように余分なものは、〝カロリー銀行〟である脂肪細胞に貯め込むのです。

この作用のため、インスリンは「倹約ホルモン」、インスリンの遺伝子は「倹約遺伝子」と呼ばれています。糖尿病が進行し、膵臓からのインスリンの分泌が大幅に減った患者さんはインスリンを注射しなければなりませんが、その量が多くなると、減量が困難になるのはそのためです。

逆に食べ物がない時（たとえば睡眠中など）は体内にブドウ糖が入ってこないので、最低限のブドウ糖の濃度を保つために、肝臓はグリコーゲンを分解してブドウ糖を血液中に放出します。また、脂肪やタンパク質を原料に、ブドウ糖を作ります（「糖新生《とうしんせい》」と言います）。脂肪細胞では、貯め込んでいた中性脂肪を分解してＦＦＡに変え、エネルギー源にします。

このような危機的な状況では、体は緊張・奮起して、アドレナリンやその〝兄弟〟ノルアドレナリンを多量に分泌し、緊急事態行動を肝臓や脂肪細胞に命令します。その後、食べ物を食べてインスリンが分泌されると、こうした行動は中止されます。

われわれの祖先は、１日３回きちんと食事を摂るようなことはほとんどありませんでした。昼間に狩りをしてゲットした獲物を夕方に「火」を使って調理し、家族や仲間と一緒に食べるのがやっとでした。１日１食です。そのため、インスリンの効き目は朝よりも夕方のほうが高くなるようにセットされています。朝に食事をしっかり摂って、朝のうちから体を食事を摂るモードにしておかないと、夕方に血糖が上がりやすくなります。

優秀な脂肪細胞、ダメな脂肪細胞

脂肪細胞が多いことは即、悪につながるわけではありません。大切なのは、脂肪細胞の〝能力〟と〝性格〟です。

優秀な脂肪細胞はカロリーの貯蓄容量が大きく、インスリンに対して効率良く反応して余剰カロリーを中性脂肪に変換、自分の体（細胞質）に貯めることができます（図7）。この時、大きく膨《ふく》らむ柔軟な体（細胞）を持っていることが問われます。次に問われるのが、ブドウ糖の供給が少ない空腹時や夜間に中性脂肪を分解し、ＦＦＡとしてうまく放出して、燃焼に回すことができるかです。

つまり、インスリンの多寡《たか》に応じてメリハリのある行動を取れる脂肪細胞が、優秀な脂肪細胞です。

いっぽう、ダメな脂肪細胞は蓄積容積が少なく、大きくなることができません。インスリンは過剰カロリーを蓄積させる作用がありますが、同時に貯め込んだ中性脂肪が勝手に分解されてＦＦＡとなり血液に放出されることを防ぎます。ダメな脂肪細胞は、このインスリンへの反応性が鈍《にぶ》っています。

インスリンへの反応性が悪くなると、食事が摂れる昼間、特に食後など、インスリンが十分にあっても、血糖が上昇すると共にだらだらとFFAを放出し続けます。そして、この漏《も》れ続けるFFAは、全身に障害をおよぼすのです。しかもFFAはインスリンの効きを悪くする作用があり、悪循環となります。この状態を「インスリン抵抗性」と言います。

図7 脂肪細胞の優劣

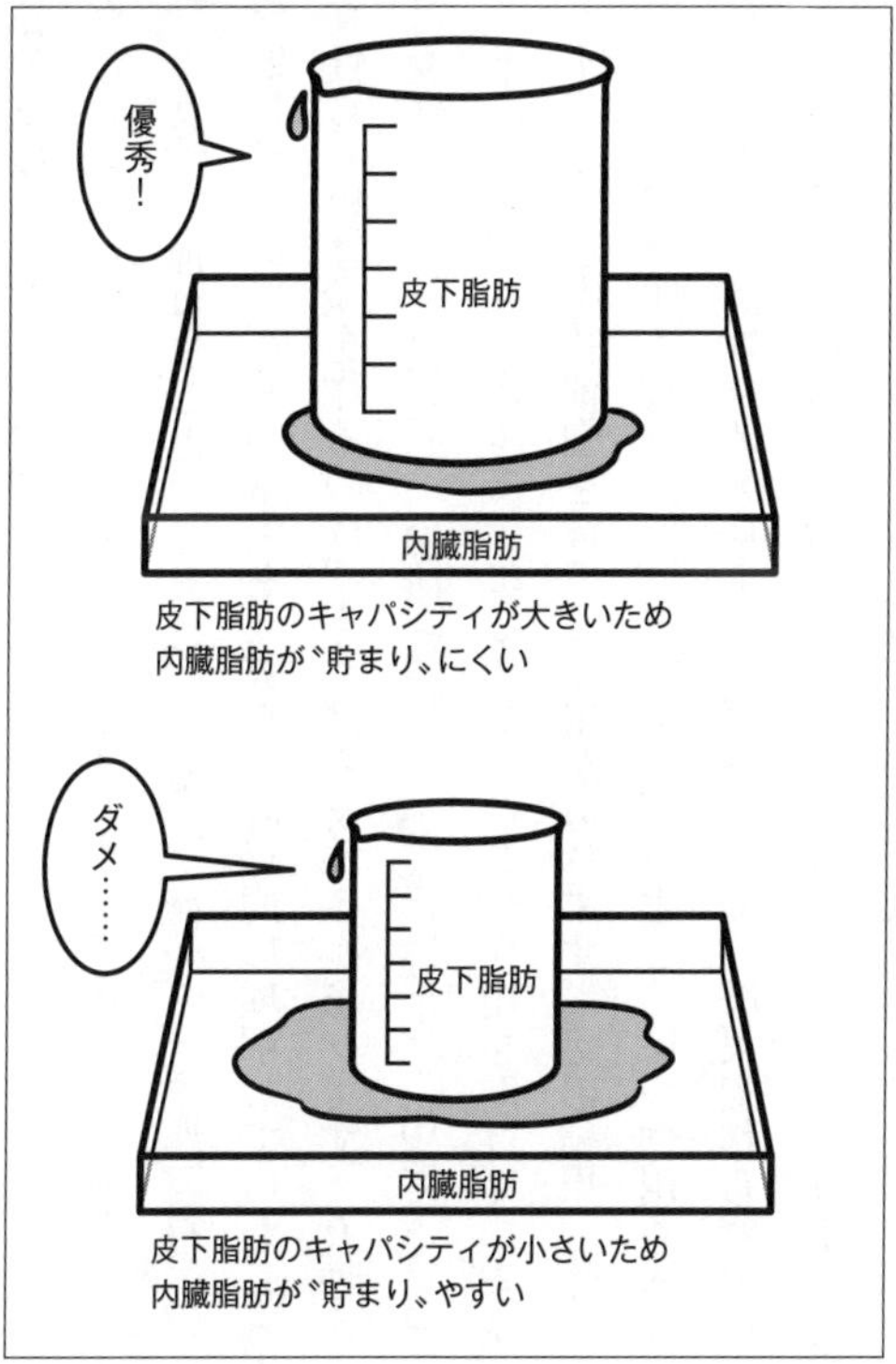

皮下脂肪のキャパシティが大きいため
内臓脂肪が〝貯まり〟にくい

皮下脂肪のキャパシティが小さいため
内臓脂肪が〝貯まり〟やすい

女性の三段腹は体にいい!?

「ヴィレンドルフのヴィーナス」「縄文のビーナス」からもわかるように、古代人は〝豊満〟な女性に憧れました。これは、「肥満」「健康」「多産」は三位一体《さんみいったい》に存在するという科学的にきわめて正しい事実を、彼らが直感的に理解していたことを示しています。

女性らしい体型を作るのは、もっぱら女性ホルモンです。女性ホルモンの究極の存在目的は女性が十分に成長し、健康を保ち、安全に妊娠・出産できる体を作ることにあります。そのため、女性ホルモンにはインスリンの作用を助けて、安定したエネルギー源を生み出す、優秀な脂肪細胞を育てる作用があります。その結果、体型が丸く、豊満になるのです。また、女性ホルモンには皮膚をみずみずしく保つ作用もあります。

女性ホルモンはコレステロールを原料にして、卵巣で作られ分泌されます。コレステロールからはその他にも多くの性ホルモンが作られますが、それらは脂肪細胞や皮膚の細胞によって女性ホルモンに変換され、その場で女性ホルモンの作用を発揮します。このことは男性も同様です。丈夫で長持ちの体を作るために、女性ホルモンは骨を強くし、血管をしなやかにします。

いっぽう、男性ホルモンは筋肉担当であり、筋肉量や筋力を増強する作用があります。脂肪細胞がしっかり育ってきた場合、やせホルモンのレプチンが分泌されますが、レプチンは女性の月経周期を規則的に維持して妊娠できる体に整《ととの》えます。

若い女性にはよく腹部の皮下脂肪の増加、いわゆる三段腹が見られます。女性は三段腹に眉《まゆ》を顰《ひそ》めるかもしれませんが、これは優秀な脂肪細胞を持っている証拠であり、私はむしろうらやましく思います。三段腹は女性ホルモンの強さの一つの証明であって、けっして忌《い》むべきこと、恥ずかしがることではありません。

実際、閉経時期が遅い、月経血が多いなど〝卵巣力〟の強い女性のほうが、弱い女性よりも健康長寿であることが多いです。つまり、女性ホルモンの強さは長寿に直結し、三段腹はその証《あかし》と言えるものなのです。

男性は太るのが下手!?

それでは、ダメな脂肪細胞を持っている人はどうなるのでしょう？

たとえば、過食して余剰カロリーが生じても、それを定期預金口座である皮下脂肪に蓄積できなくなります。するとカロリーはしかたなく、本来使用されていなかった、普通預金口座である内臓脂肪に蓄積します。さらには、脂肪を貯めることが本来の仕事ではない肝臓や筋肉にまで、脂肪を蓄積せざるを得なくなります。これは、「異所性《いしょせい》脂肪蓄積」と言われる状態です。

読者のなかには、健康診断で「脂肪肝」と診断された方もいらっしゃるかもしれません。でも、大きく体型が変わったわけでもないし、痛くもかゆくもない。「肝臓がフォアグラ状態ですよ」などと言われても、ピンと来ない。しかし、これは脂肪細胞がダメな脂肪細胞になっていることを示しています。脂肪肝は、はっきりしたアラート信号なのです。

男性は女性ホルモンが少なく、脂肪細胞がダメになりがちです。皮下脂肪にカロリーを貯め込めず、内臓脂肪ばかり多くなっていきます。男性のほうが往々にして貯蓄が下手だと言われますが、これと同じです。

内臓脂肪の細胞は本家本元の脂肪細胞ではないので、インスリン反応性が弱く、ＦＦＡを放出しやすく、体に悪い作用をおよぼします。しかし、普通預金口座の引き出し操作の簡便さもあり、カロリーをしっかり貯め込む力が弱いため、ダイエットをすると、まず内臓脂肪から減っていきます。ダイエットを始めると、比較的早く、おなか周りが小さくなることが実感できるのはそのためです。

もし脂肪細胞がなかったら？

肥満を嫌悪するあまりに、「脂肪なんかいらない」と思われる方もいらっしゃるかもしれません。しかし、それは大きな間違いです。銀行口座のない生活が不便であるのと同じように、脂肪細胞が体から失われると、体は極端に悪くなります。

「全身性脂肪《しぼう》萎《い》縮症《しゅくしょう》」という疾患があります。この病気は、生まれながらにして脂肪細胞の発育が悪い場合（脂肪細胞の発達に必要な遺伝子の異常）と、自己免疫疾患の二つのケースがあります。後者は関節リウマチ、慢性甲状腺炎《こうじょうせんえん》など、自分の体の一部を他人と見なして免疫力で攻撃する病気の一種で、自分の脂肪細胞を攻撃して壊してしまいます。そのため、極端にやせた体型になります。

やせているのだから、糖尿病など縁がないように思われるかもしれませんが、重度の糖尿病になります。なぜなら、ダメな脂肪細胞の極限的な状況＝きわめて強いインスリン抵抗性が起こることで、血糖を下げるインスリンの作用が発揮されなくなるからです。重度の脂肪肝となり、肝硬変《かんこうへん》、肝がんに至ることもあります。

白色脂肪細胞は、性ホルモンを女性ホルモンであるエストロゲンに変換しています。脂肪を取り込めないダメな脂肪細胞は、この変換機能を果たすことができません。すると体重が減るだけでなく、女性らしい体つきが失われ、生理不順、無月経などの問題が起こってきます。女性ホルモンは血管を丈夫にする作用もありますから、動脈硬化も進みます。

脂肪は体にとって必要なものであり、その多寡が問題なのではなく、どこにどのように取り込まれるかが重要なのです。

歳を取ると太るのはなぜか？

女性の三段腹は悪くない、それは女性ホルモンの作用の表われである、とお話ししました。とはいえ、女性が三段腹となるのはある程度、年齢を重ねてからです。しかし、女性ホルモンの作用は年齢と共に落ちていきます。それでは、なぜ歳《とし》を取ると、三段腹が目立つようになるのでしょうか？

この現象は肥満の大原則、すなわちカロリーのインとアウトのバランスの崩れによって起こります。身《み》も蓋《ふた》もなく言ってしまえば「歳だから」ですが、これを脂肪細胞の良し悪しという観点から見れば、年齢を重ねるなかで女性ホルモンの作用が弱くなり、優秀な脂肪細胞からダメな脂肪細胞に変わっていく（脂肪細胞の機能低下）からだと言うことができます。

ある程度の年齢で大食すると、過剰なカロリーが脂肪として貯蔵されやすくなるのではなく、空腹時に脂肪を燃やしにくくなるのです（そもそも、空腹の時間が持てないと話になりませんが）。「代謝が落ちた」と言い換えてもいいでしょう。歳を取ると、むしろ脂肪細胞は膨らみにくくなり、貯蓄能力は落ちます。しかし、貯蓄された脂肪が燃えにくくなるから、三段腹が目立つわけです。

さらに歳を取り老化が進むと、もはや皮下脂肪には脂肪は貯められず、太れなくなります。そして、過剰カロリーは普通預金口座、つまり非常時に動員される内臓脂肪にばかり貯め込まれることになります。その結果、やせた貧弱な体型でありながら、お腹だけが出ているという状態になるのです。

　このように、単純に「体重が多い・脂肪量が多い＝悪」という考え方は間違っています。脂肪細胞の質（能力）、脂肪細胞の種類（性格）が大切なのです。脂肪の全体量が多くても、出し入れのメリハリがあれば、肥満しても健康を害することはないのです。肥満にもダイバーシティがあり、それは尊重されるべきです。

第3章

肥満には2種類ある

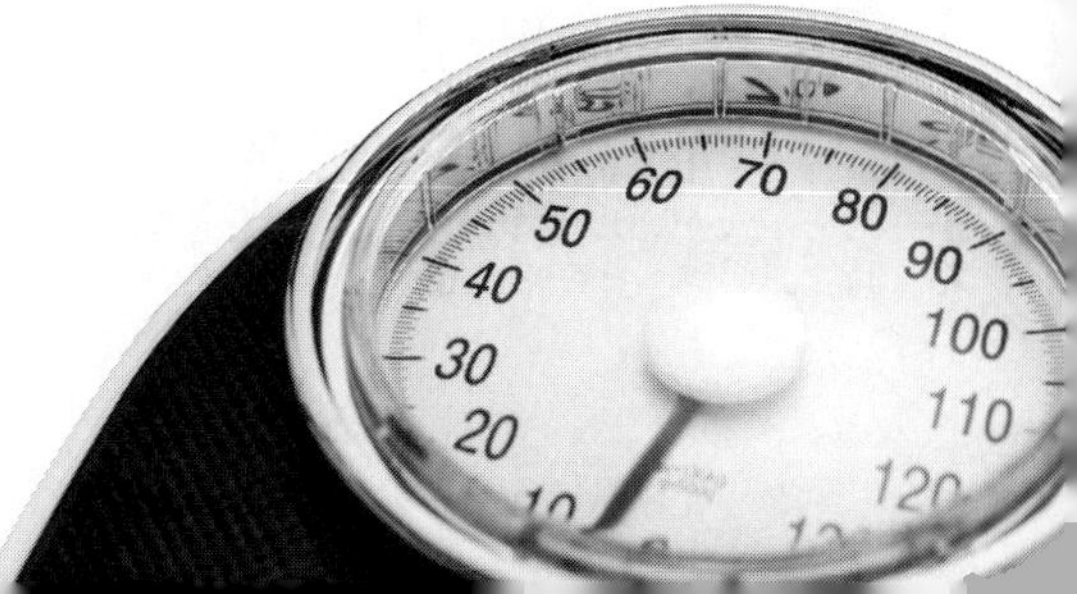

すべてを疑うかすべてを信ずるかは、二つとも都合のよい解決法である、どちらでもわれわれは反省しないですむからである。

——ポアンカレ『科学と仮説』

「女性型肥満」と「男性型肥満」

第二次世界大戦後、多くの国・地域で人々は低栄養状態に陥りました。そのため、食品業界は急激に躍進しました。マクドナルドがカリフォルニア州で誕生したのは1948年、日本でのコカ・コーラの製造開始は1949年のことです。1930年にカーネル・サンダースによって創立されたケンタッキーフライドチキンのフランチャイズ1号店がユタ州にできたのが、1952年です。

1957年生まれの私がそれらに最初に触れたのは、1960年代のことです。その時の驚きは鮮烈に覚えています。はじめてコカ・コーラを飲んだ伊藤少年は、なぜこれがおいしいと外国で思われているのか、まったくわかりませんでした。横で飲んでいた、母親も叔母も従兄弟《いとこ》も、最後まで飲み干《ほ》さずに残していました。

日本でも同様です。日本人の貧窮した栄養環境の改善を目指した安藤百福《あんどうももふく》により、世界初のインスタントラーメンであるチキンラーメンが発売されたのが、１９５８年でした。その後１９７１年には、カップヌードルが発売され、現在に至るまで、世界の食品業界を席巻しています。

食生活が豊かになるにつれて、肥満人口の増加と、肥満と病気の関連が統計的に明らかにされるようになり、外食産業のメッカであるアメリカは「デブの帝国」と揶揄されるようになり、肥満への危機感が高まっていきました。

他方、肥満には2種類あることが、１９５６年には知られていました。日本人が新しいジャンルの食品にちょうど触れ始めた頃です。

フランスのマルセイユ国立医学アカデミーのジャン・ヴァーグ教授は、臨床栄養学の学術誌「American Journal of Clinical Nutrition」において、糖尿病、動脈硬化、痛風、腎《じん》結石《けっせき》になりやすい肥満とそうでない肥満があると発表しました。そして、肥満と筋肉、血管の発達には関係があることを指摘しました。これはきわめて核心を突いています。脂肪細胞と筋肉細胞が親戚関係にあること、その機能を保つうえで脂肪細胞や筋肉細胞を養う血管が重要であることは、現在の「脂肪科学（アディポサイエンス）」の中心課題です。これを60年前に指摘した彼の慧眼《けいがん》には驚くばかりです。

ヴァーグ教授は、女性は筋肉やそれを支える血管の発達が悪いために肥満が促進され、臀部《でんぶ》や大腿《だいたい》に脂肪がついて女性らしい体型になる（「女性型肥満」）と考えました。そして、女性は過剰に脂肪がつくと体が重くなり動きにくくなる、関節を痛める、足腰が悪くなって歩けなくなる、寝ている時に気道を圧迫して呼吸器を障害する、などの症状が起こる。しかし代謝的な病気、たとえば糖尿病や痛風などが起こることはないとしています。これらの指摘は、現在も高度肥満の問題（ＢＭＩ35以上）として真実です。

いっぽう、男性は筋肉の発達が良いために、女性のように脂肪がつかない。しかし体重が増加して肥満になると、心臓病や脳卒中が起こるとしています（「男性型肥満」）。

しかし、こうした肥満の〝種類〟についての主張は、当時の「肥満悪し」の風潮のなかで吹き飛んでしまいました。

図8 「いい肥満」と「悪い肥満」

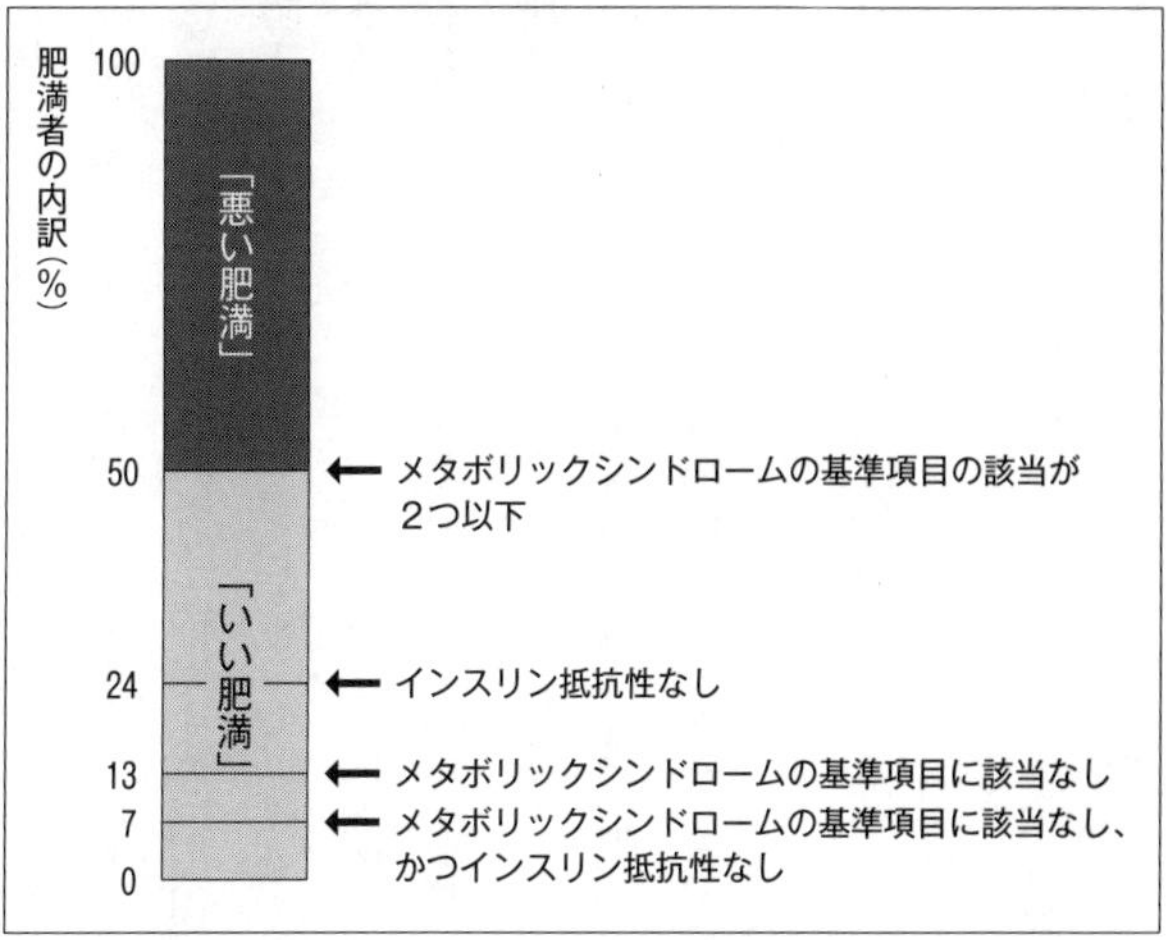

（Smith, GI. *et al.* (2019) *The Journal of Clinical Investigation* 129, 3978-3989 より改変）

「いい肥満」と「悪い肥満」

太っていても病気になりにくい人の存在が主張されるようになったのは、今世紀になってからです。私が敬愛し、慶大腎内代の教室員が共同研究をしているワシントン大学のサミュエル・クライン教授は２０１５年、それまで一部で囁《ささや》かれていた「悪くない肥満」の概念を整理し（図8）、それがどのような特徴を持つかを精密な（動《やや》もすると被検者に大きな負担となる）検査で明らかにしました。

もちろん高度肥満にまでなれば足腰に大きな負担がかかり、骨や関節に支障を来し病気になります。しかし、クライン教授はいわゆる「内臓の病気」、つまりメタボリックシンドローム（内臓脂肪症候群。略称・メタボ。内臓の周囲に脂肪が貯まることで高血糖、高血圧となる状態）の方が罹患する糖尿病、脂質異常症、高尿酸血症（痛風）などの代謝障害とそれにともなって起こる心筋梗塞や脳卒中などの血管の病気が起こりにくい肥満があることを明らかにし、それを「代謝的に正常な肥満」としました。

本書では、このような肥満を「いい肥満」と呼びます。なお、「悪くない肥満」が「いい肥満」とまで言えるかは第4章で説明します。

「いい肥満（代謝的に正常な肥満）」は、肥満者のなかにどれくらいいるのでしょうか？

もちろん、それは人種によって大きく異なり基準もまちまちで、これまでの研究で30種類以上の基準が示されています。クライン教授たちは多くの研究をまとめ（33研究、合計12万3548人の解析）、統計的には、欧米の肥満者のうち24％程度ではないかとしています。

しかし、これには批判もあります。今は健康的でも肥満しているとやがて病気を引き起こす「悪い肥満」になるのではないかというのです。実際、年齢を重ねて臓器の機能が低下するなか（20年間フォロー）、30～50％の「いい肥満」の人が「悪い肥満」に変化したとの報告もあります。その確率はＢＭＩが非常に高い人、高年齢の人、数値が正常値ぎりぎりの人などで高いとされました。また、「いい肥満」の人でも、血管の病気になる確率は健康的な正常体重の人に比べて高いという統計結果（10年間フォロー）もあります。しかしながら、病気になりにくい「いい肥満」があることも事実です。

２００５年、関連８学会の合同でメタボリックシンドロームの診断基準が示されました。それによると、内臓脂肪の蓄積があるうえに血圧の上昇１３０／85㎜Hg以上、空腹時血糖１１０㎎／dL以上、脂質異常症として中性脂肪が１５０㎎／dL以上あるいはＨＤＬコレステロール（いわゆる善玉コレステロール）40㎎／dL未満の３項目のうち、２項目があればメタボと診断されます。なお、高血圧の診断基準が１４０／90㎜Hg、糖尿病の基準は１２６㎎／dLですから、それより厳しく、これらの疾患の予備軍としてとらえられています。

クライン教授たちの解析では、この三つのメタボリックシンドロームの診断基準をすべてクリアする人は肥満者の13％存在し、その死亡率は肥満していない人と同程度でした。

こうした「いい肥満」は女性に多く、年齢が若く、タバコを吸わない、じっとしている時間が少ないなどの特徴があることもわかっています。

温和なクライン教授ですが、さらに過酷な臨床研究をされました。BMI35程度・体重100kg程度の肥満の方に、通常2000kcal程度の食事を摂っている状態から、無理矢理3000〜3500kcalの食事を摂ってもらい、体重を6%程度増加させて、その変化を観察したのです。

その結果「いい肥満」の人たちは、メタボリックシンドロームの診断基準である、血圧、中性脂肪の値、肝機能が変化しなかったのに対し、「悪い肥満」の人は悪化しました。つまり、〝肥満に強く〟肥満の悪い影響を受けにくい人が存在することを証明したのです。

欧米人は日本人よりはるかに太っている人が多いため、こうしたことに気づいたのでしょう。しかし私も、日本人では珍しいぐらい太っている人のなかに、前述の数値が悪くない人が存在することを実感しています。日本人でそこまで太ることができる人は、かえって（代謝的な）病気にはならないとの印象を持っています。

それでは「いい肥満」とはどのような方なのでしょうか？　一言で言うと、脂肪細胞が本来の機能を十分に果たす、優秀な皮下脂肪細胞を持っている人です。

「皮下脂肪型肥満」と「内臓脂肪型肥満」

１９８０年代、「肥満＝悪」という肥満バッシングが吹き荒れるなか、「悪い肥満」の特徴に気づいた人たちがいました。その１人が、大阪大学医学部の松澤佑次《まつざわゆうじ》講師（現名誉教授。以下教授）です。松澤教授によると、当時そのことに気がついたのは松澤教授、スウェーデンの肥満学会および国際肥満学会の重鎮ビョルントルプ教授、ウィスコンシン大学のキセバッハ教授の３人だったそうです。

３人は体における脂肪の分布の意義に注目し、１９９０年に国際糖尿病学会でサテライトシンポジウムを開催します。しかし松澤教授以外は主に脂肪のつき方、つまり皮下脂肪がどこにつくかに注目しました。これは、女性型肥満と男性型肥満を提唱した、前述のジャン・ヴァーグ教授からの伝統です。

松澤教授が画期的だったのは、当時の最新機器であるＣＴを脂肪の研究に導入したことです。松澤教授と共同研究者の徳永勝人《とくながかつと》講師（現みどり診療所院長）は、CTで撮影された画像から体の脂肪量を正確に判断しようとします。これは、身長、体重、それらの値から計算されるBMIに頼り切っていた肥満の臨床からの脱却であり、きわめて斬新なアイデアです。当時は、「肥満＝皮下脂肪の増加」であり、いかに皮下脂肪の多さを評価するかに終始していました。

肥満には、下半身に脂肪がつく女性に多い「皮下脂肪型肥満（洋ナシ型肥満）」と、上半身に脂肪がつく男性に多い「内臓脂肪型肥満（リンゴ型肥満）」の2種類があります（図9）。

松澤教授たちがCTの画像を見たところ、「リンゴ型肥満」では腹部の皮下脂肪は多くなく〝ぺらぺら〟で、脂肪は内臓を収める「腹腔《ふくくう》」と呼ばれるスペースに充満していました。そして、横断面を撮影したCT写真から、脂肪の面積を1枚1枚測り、その体積を推測しました（コンピューター技術が未発達の時代ですから気の遠くなる作業です）。そして、内臓脂肪の量は病気の程度と相関するが、皮下脂肪の量とは相関しないことがわかったのです。内臓脂肪の悪さには男女差がないことも判明しています。現在では臍《へそ》の高さの横断

図9　肥満の2タイプ

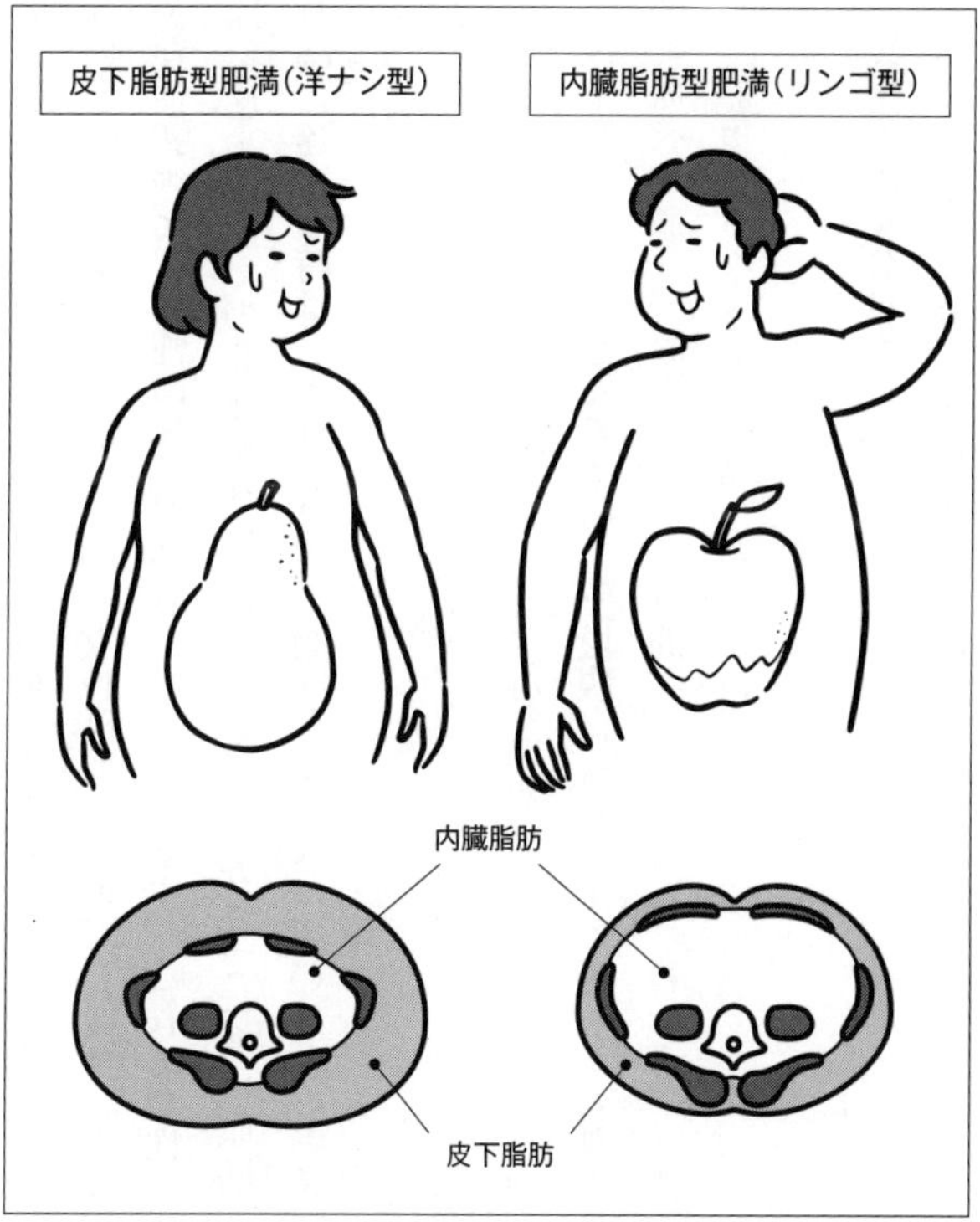

面で100㎠以上が危険、すなわち「悪い肥満」とされています。

肥満を判定するのに、欧米ではいまだに臍周りの長さを重要視していますが、世界的なコンセンサスはなく、そもそも男女で差があります。

メタボリックシンドロームに関する

臍周りの長さの基準は、世界では男性のほうが女性より体格が大きいから、その値も当然大きいとの考えから男性102㎝・女性88㎝とされています。しかし、日本だけは男性85㎝・女性90㎝と、男性のほうが小さくなっています。これは女性ホルモンの影響で「いい脂肪（皮下脂肪）」の発達が女性のほうが多く、女性で「悪い脂肪（内臓脂肪）」が同じ100㎠に達する時は、男性より皮下脂肪が多くなっているとの考えにもとづいており、きわめて科学的です。

このように、「悪い肥満」は、分家の内臓脂肪のデメリットが前面に出る肥満であり、本家の皮下脂肪のメリットを生かせる肥満が「いい肥満」であることがわかってきました。皮下脂肪がたくさん貯まると三段腹になり、気にされる女性が多いようですが、第2章でも述べた通り、健康上はあまり問題ありません。むしろ、三段腹にならず、太鼓腹《たいこばら》のように張っている〝隠れ肥満〟が「悪い肥満」です。

「悪い肥満」の見分け方

太っていても病気にならない「いい肥満」の人は、優秀な皮下脂肪細胞を持った人です。脂肪を貯め込む作用を持つインスリンの効き目がいい、つまりインスリン感受性が高い状態です。逆に、ダメな皮下脂肪細胞を持つ人は、余剰カロリーが内臓脂肪、あるいは肝臓や筋肉に貯まります。これを見分けるにはどうしたらいいでしょうか？

ＣＴ検査を受ける機会は少ないでしょうし、放射線被曝《ひばく》の問題もあります。簡便に見分ける方法としては、次の三つが考えられます。①脂肪肝になっていないか、②肝機能の状態が悪くないか（肝臓の細胞に多く含まれる酵素ＡＬＴ［ＧＰＴ］、ＡＳＴ［ＧＬＴ］値が高くないか）、③肝臓の脂肪合成量を表わす血液の中性脂肪の値が高くないか、です。

なお、これらを計測する際に気をつけることは、中性脂肪は食事の影響を受けるため、採血前夜は遅い食事を避け、翌朝食前に採血することです。

中性脂肪のメタボの基準値は１５０㎎／dL以上とされていますが、クライン教授たちは、もっと厳しい95㎎／dLを示しています。脂肪肝や中性脂肪の値には直接、有効に働く薬剤があまりないので、その値は医師の間でも見過ごされがちです。しかし、しっかりと注意を向けて、自分は「悪い肥満」かどうかを見分けることが大切です。また、アルコール（お酒）の過剰摂取は肝臓を悪くしますし、肥満の〝悪玉化〟の原因になります。

医学界では従来、皮下脂肪の厚さを「悪い肥満」の指標にしていましたが、むしろ「摘《つ》まめる皮下脂肪」は「いい肥満」のしるしと考えてもいいと思います。もちろん、あまりにも皮下脂肪が貯まっている人はそれに応じて内臓脂肪も貯まってきますから、「いい肥満」と判断するには限度があります。

松澤教授の功績は、「いい肥満」「悪い肥満」の状態を教えてくれる物質を見つけたことも挙げられます。それが、脂肪細胞から多量に分泌される「アディポネクチン」です。この物質は世界の数カ所で同時に見つかり、その名前もさまざまでしたが、現在では「アディポネクチン」に一般化されています。「アディポ」は「脂肪」、「ネクチン」はべたべたと他の物質に「くっつくもの」という意味です。

アディポネクチンは、「いい肥満」ではしっかり分泌されていますが、「悪い肥満」になると、その血中濃度が減ってきます。アディポネクチンの濃度と、その後に心血管の病気が発症する確率は比例します（高い人ほど病気になりにくい）。体の状態や個人の努力でその値は変化することがわかっていますから、「いい肥満」「悪い肥満」は行き来することができると考えられます。

はたして、この物質がホルモンのように働くのか、投与すると「いい肥満」になるように効くのかはいまだに論争が続いていますが、少なくとも、肥満の質のマーカーにはなります。

太っていても病気にならない人

ところで、優秀な脂肪細胞を持つことができるか否《いな》かはある程度、体質、つまり遺伝子で決まっています。

高度肥満を起こす遺伝子の探索は、２００７年の「悪い肥満」を起こすＦＴＯ遺伝子の同定から始まり、２０１７年には日本人約17・5万人のデータと欧米人約32万人のデータが比較され、体重調節に関する１９３個の遺伝子の位置が明らかにされています。

興味深いのは、脂肪量の多さを規定する遺伝子のなかで、血糖や脂質を下げる作用を同時に示すものが見つかっていることです。これらは、まさに「いい肥満」になる遺伝子と考えられ、これまでに七つほど同定されています。そのなかの一つ、ＩＲＳ１遺伝子はまさにインスリンの働きを良くする遺伝子でした。

欧米人のなかには、超肥満でも糖尿病にならない人がけっこういます。インスリンの働きが良く、脂肪をうまく貯め込める体質の人が多いのです。なぜ欧米人はそのような体質、遺伝子を持つことができるようになったのでしょうか？

その原因の一つに、気候の問題が絡《から》んでいると思われます。人類が北欧など低温地域まで生活圏を広げていくなか、保温は大きな問題でした。防寒、そして体熱を産生するために脂肪を有効に貯め込み、必要な時にそれを燃やす優秀な皮下細胞を持つように進化してきたと考えられています。

いっぽう、温暖な気候で〝ぬくぬく〟と生活してきたアジア人は、欧米人に比べて、皮下脂肪へのカロリー蓄積能力が低く、なかなか「いい肥満」にはなれません。

アジアの糖尿病患者約7万人と健常者約35万人を比較した、糖尿病の原因遺伝子解析でも、新たに脂肪細胞や骨格筋細胞の成長に関係する遺伝子が見つかっています。これは、脂肪をうまく貯め込めない体質が「悪い肥満」を生み、糖尿病になりやすくなることを示しています。

また、同程度の肥満でインスリン抵抗性のある（インスリン感受性が低い）「悪い肥満」

者と、インスリン感受性が高い「いい肥満」者の皮下脂肪細胞を比べると、脂肪細胞の平均の大きさは同じでしたが、「悪い肥満」者には小さいサイズの脂肪細胞が目立ったという研究報告もあります。うまく太れないことは「悪い肥満」につながるのです。

禁煙で体重が増えることは○か、×か？

喫煙者が、「禁煙したら体重が増えた」と嘆《なげ》かれることがよくあります。そして、そのことを喫煙再開の口実にする人もいますが、この考え方は間違っています。

これは、タバコの害と肥満の害のどちらを取るかという問題ではありません。実は、女性ホルモンは男性ホルモンから作られます。男性でも、皮膚や脂肪組織で女性ホルモンは作られています。タバコに含まれるニコチンは、男性ホルモンを女性ホルモンに変える酵素の働きを抑制します。ですから、喫煙者を注意深く観察すると、男性では男臭《くさ》く、女性でも男性っぽく見えます。皮膚も荒れています。

喫煙者が禁煙すると、女性ホルモンがそれまでより多くなってふっくらとします。優しい顔つきになる方が多いです。前述のように、女性ホルモンはインスリンを効きやすくします。だから、脂肪がうまく脂肪細胞に貯め込まれて「いい肥満」になる。つまり、禁煙して体重が増えることは当然であり、いいことなのです。

喫煙は死亡に寄与する最大原因です。禁煙は最大の危険因子を取り除き、「いい肥満」になることもできますから、一挙両得です。

世間では、「ダイエット」がもてはやされています。どのような方法でもいいから、やせればいいとの風潮です。ダイエットをするとリバウンドして太るという警告も、やはり「肥満=悪」という前提での話です。「何でもダイエット」にそろそろ終止符を打つ時に来ています。〝肥満の個性〟への理解が求められているのです。

第4章

病気をもたらす肥満、健康長寿になる肥満

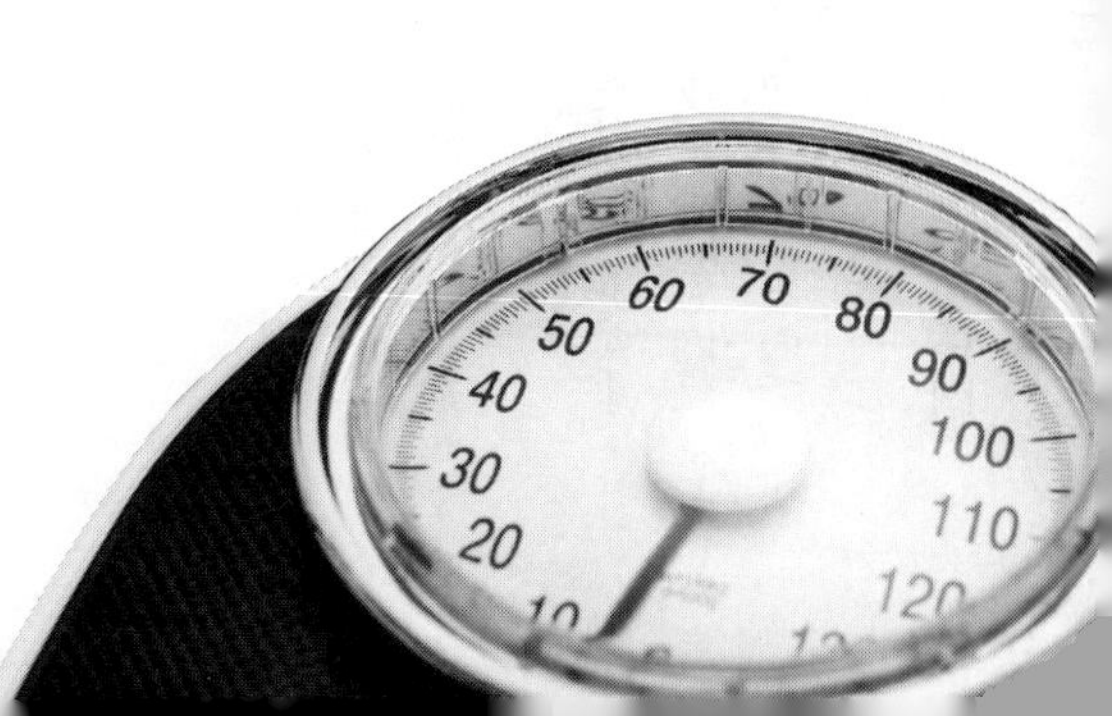

才能を疑いだすのがまさしく才能のあかしなんだよ。

――『ホフマン短編集』

「貪欲な臓器仮説」

前章では肥満には2種類、すなわち「いい肥満」と「悪い肥満」があることをご説明しました。本章では、それらがどのように体に影響をおよぼすかを考察し、肥満の核心に迫りたいと思います。

前述のように、内臓脂肪とは、皮下脂肪にうまく脂肪を貯め込めなかった結果、非常事態として脂肪を貯め込むことになった〝分家〟の脂肪細胞です。しかし、皮下脂肪も内臓脂肪も、脂肪細胞としての本来の性格は同じです。なぜ、内臓脂肪だけが悪さをするのでしょうか？　そこには〝お隣さん〟の「腸」がかかわっています。順にご説明します。

第2章で述べたように、生きるためにもっとも大切な臓器は腸です。腸は食べ物が体内に入ってきた時、すべて取り込もうとするようにできています。また、糖分と塩分は肥満、高血圧、糖尿病などの素《もと》として扱われがちですが、生きていくうえで重要なものです。糖分はもっとも使いやすいエネルギー源であり、塩分は血圧を作り出し、血液に溶け込んでいる糖分などの栄養素や酸素が体の隅々まで運ばれるようにしているのです。

腸と腎臓は非常に似ています。腸は栄養素の吸収臓器であり、腎臓は老廃物の排泄《はいせつ》臓器と思われがちですが、腎臓も体に再利用できるものを再吸収する性質を持っています。具体的には、老廃物と共に栄養素として再利用できるものまでいったん「糸球体《しきゅうたい》」と呼ばれるふるいで排泄し、そのあとに腸と同じ性質を持つ尿細管《にょうさいかん》で再び吸収します。

この時、糖分や塩分を同時に、しかも効率的に吸収するための〝運び屋〟が存在します。それが「ＳＧＬＴ（＝sodium-glucose co-transporter。ナトリウム糖共輸送体）」と呼ばれる分子です。ＳＧＬＴには１〜７の７種類があり、腎臓ではＳＧＬＴ２が、腸ではＳＧＬＴ１が主に働いています。

２０１４年、糖尿病の画期的な治療薬「ＳＧＬＴ２阻害剤」が登場しました。この薬剤は、腎臓でのＳＧＬＴ２の働きを抑制することで、尿に漏れ出た糖分が再吸収されないようにして血糖を下げる作用を発揮します。驚いたことに、ＳＧＬＴ２阻害剤は血糖を下げるだけではなく、はじめて安全に体重を下げることのできる薬剤であることが判明しました。近い将来、抗肥満薬として認可される可能性があると思います。さらに、この薬剤には糖尿病とは関係のない、腎臓病や心不全も回復させる作用があることが認められ、医学界は現在、騒然となっています。

私は、肥満、糖尿病、高血圧、腎臓病、心臓病など多くの病気は、腸と腎臓が〝貪欲に〟ＳＧＬＴを使って糖分、塩分を吸収することで起こると考える「貪欲な臓器仮説」を提唱しています。

「悪い肥満」では、内臓脂肪に「炎症」が起こります（図10）。炎症を一言で説明すれば、傷を負うと赤く腫《は》れ上がって痛くなりますが、そうした変化を引き起こす反応のことです。体に悪いものが入ってこないように防御し、傷を治すために炎症は起こります。

あまり使われていなかった内臓脂肪がいきなり使われ、脂肪細胞が大きくなると、われわれの体はその脂肪細胞を異物・外敵と見なします。その結果、内臓脂肪に炎症が起こり、悪玉の脂肪細胞ホルモンのアディポサイトカインが分泌されて、インスリン抵抗性、

図10「悪い肥満」による炎症の連鎖

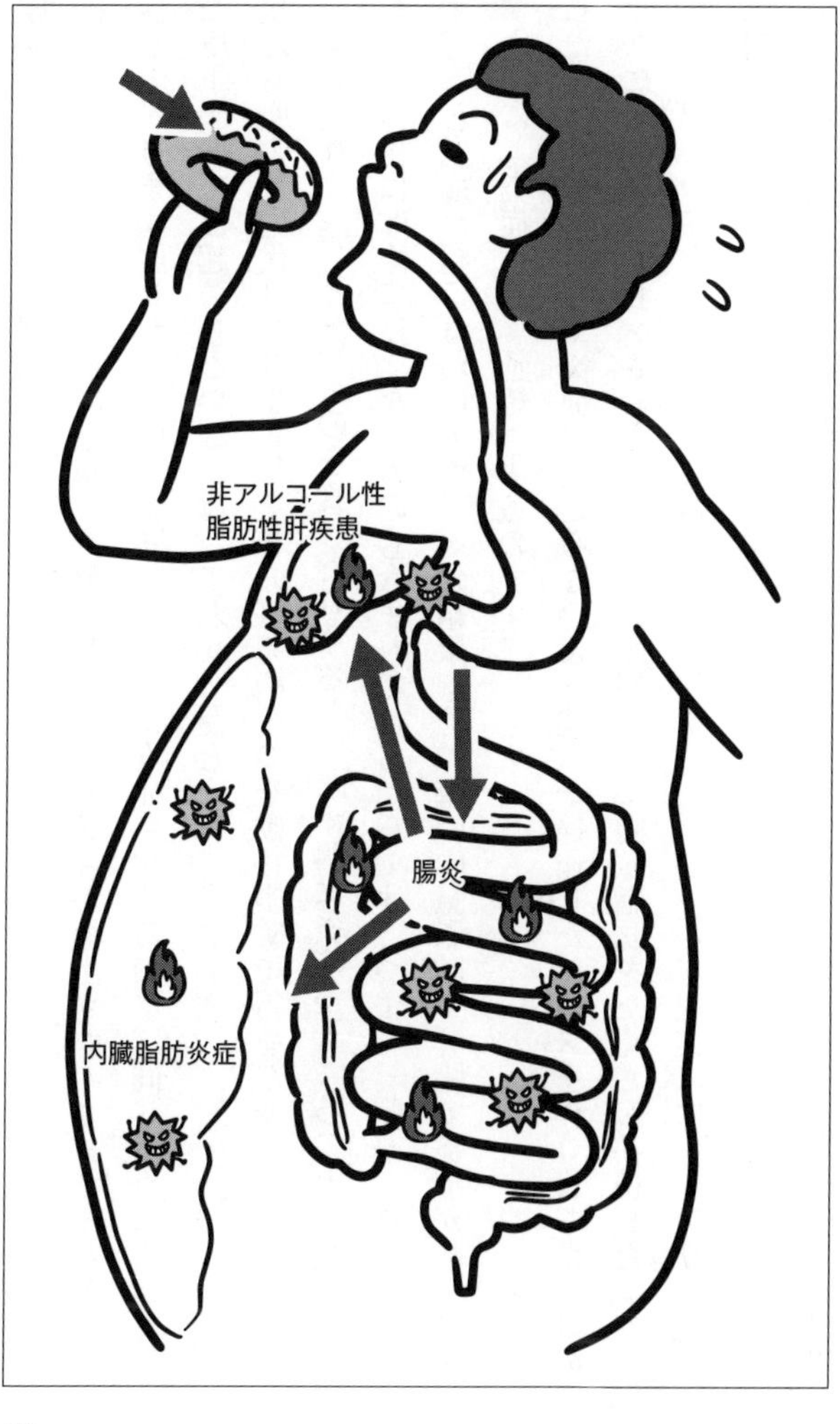

糖尿病、高血圧、脂質異常症など、さまざまな病態が起こってきます。また、インスリン抵抗性が悪化した結果、常に脂肪が分解され続けてFFAが放出され、さまざまな臓器に炎症が広がります。しかし、内臓脂肪では簡単に炎症が起こるのに、同じように大きくなった皮下脂肪では起こらないことは、これまで謎とされてきました。

私たち慶大腎内代は2016年、その答えの一つを動物実験で得ました。具体的には、食べすぎたり、脂《あぶら》っこいものを食べたりすると、まず腸に炎症が起こることを発見しました。食べ物には体に良くないものも含まれているからです。つまり、腸が〝貪欲〟になりすぎると炎症が起こるわけです。その結果、その隣の内臓脂肪や肝臓で炎症が起こります。まさに「炎症」が「延焼」するのです。

私たちはその後、腸で炎症が起こらないよう遺伝子操作したマウスを作りました。このマウスに高脂肪食を食べさせたところ肥満体型、特に内臓脂肪をたくさん蓄積した「悪い肥満」が起こっても不思議ではない体型になりました。しかし、現実にはインスリン抵抗性は起こらず、「悪い肥満」にはなりませんでした。

ですから、腸に炎症が起きなければ（腸が荒れなければ）、内臓脂肪が蓄積しても悪玉化しにくく、「悪い肥満」になりにくいのです。健康における腸の意義はきわめて大きいことがわかります。腸を健康で丈夫にしておけば「悪い肥満」は避けられるのです。

すべての病気は、ミトコンドリアの障害から

私は2003年、生活習慣の乱れから内臓脂肪が蓄積し、インスリン抵抗性が共通の病因となって血糖上昇、血圧上昇、脂質異常症がほぼ同時に起こり、メタボリックシンドロームとなること、そして動脈硬化が進み、糖尿病が起こり、腎臓病、脳卒中、心筋梗塞、心不全、認知症が起こっていく流れを「メタボリックドミノ」として示しました（99ページの図11）。内臓脂肪蓄積、インスリン抵抗性がドミノ倒しの最初の駒《こま》（ドミノ）となり、その結果、さまざまな病気が広がっていく様《さま》をドミノにたとえたのです。

最近では、このような多くの病気に合併するがんも報告されており、こうした疾患群は全体として「非感染性疾患（NCDs＝Non-communicable Diseases）」と呼ばれています。

NCDsとは、新型コロナウイルス感染症（COVID-19）など細菌やウイルスの感染で起こる感染性疾患以外の疾患のことです。

糖尿病は「血管の病気」とされていました。確かに、脳卒中や心筋梗塞で亡くなる方が多かったのも事実です。しかし、今では糖尿病は貪欲な臓器である「腸あるいは腎臓の病気」とも考えられています。その結果、糖尿病患者さんには、貪欲な腸（大腸や腸に関係する肝臓、膵臓）や腎臓のがんが多く、患者さんの死因の第1位はがんです。

現在はコロナ禍のなか、感染性疾患の猛威に人々は恐れを抱いています。世界の新型コロナウイルス感染症の感染者数は約2億人、死亡者は約450万人です（2021年9月末時点）。いっぽう、世界の1年間の死亡者5700万人の7割はNCDsによるものです。今後は、ステイホームなどに起因する運動不足、だらだら食い、家族とのトラブル、仕事の不振によるストレスなどでますます肥満やNCDsが増えていくでしょう。感染性疾患とNCDsが融合した、新しいタイプの病気も出てくるかもしれません。NCDsは大きな課題なのです。

前述のように、内臓脂肪の炎症や肥満の悪玉化には、腸の炎症がかかわっています。ですから現在は、図11の「肥満」ドミノの上流に「腸の炎症」ドミノを置かなくてはいけないと思っています。

図11 メタボリックドミノ

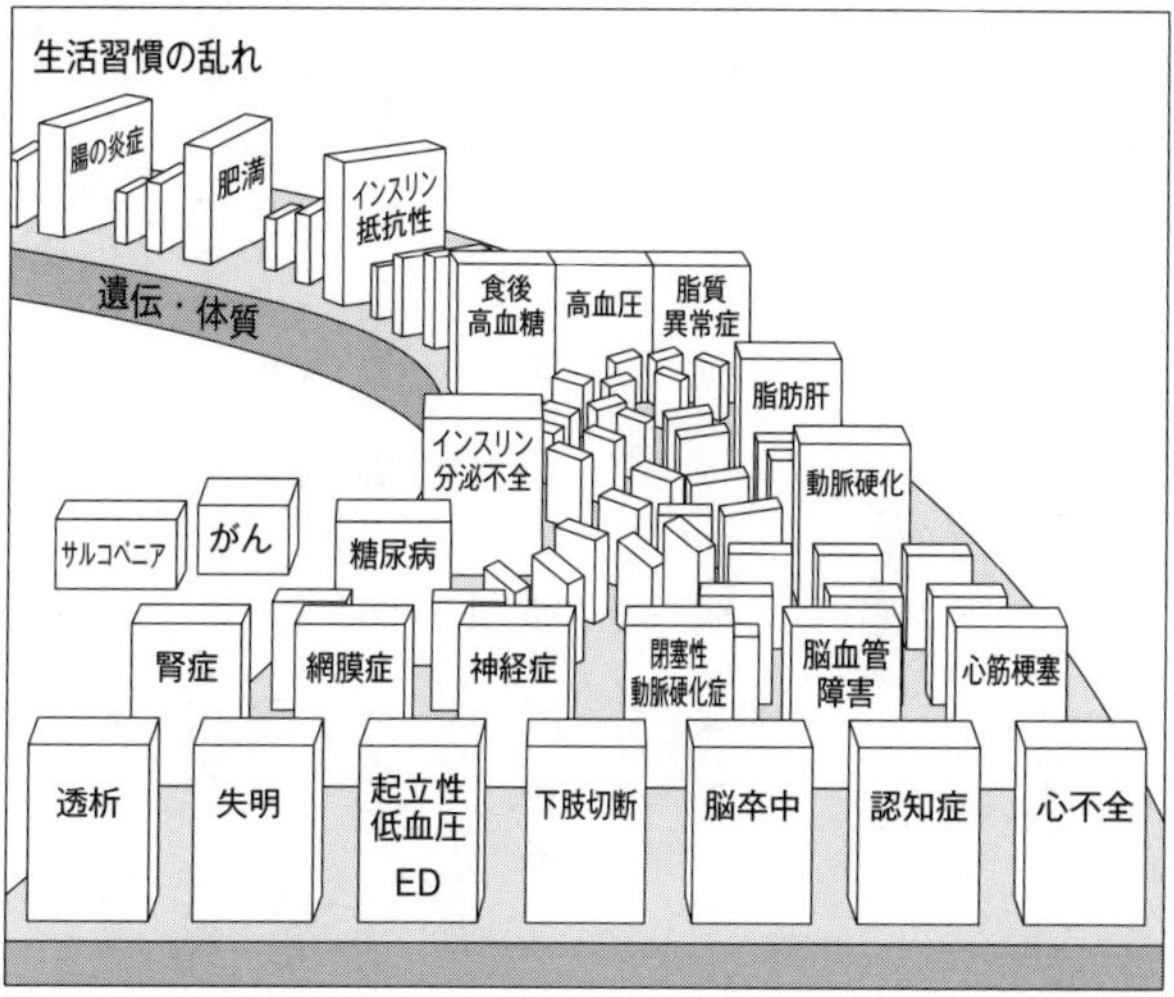

メタボリックドミノのすべての疾患の共通の原因は、細胞内に存在するミトコンドリアの障害と考えられます。ミトコンドリアは、糖分、脂肪分、時にアミノ酸を使い、酸素の力で、細胞のエネルギー源ATPを効率良く作り出します。

われわれの遠い祖先である単細胞生物は酸素を使うことができず、うまくATPを作れなかったため、単純に分裂を繰り返す生活を続けていました。そのようななか、われわれの祖先は酸素をうまく使うことができるミトコンドリアの祖先の細胞を見つけて、自分の細胞内に棲《す》まわせ、共生することで、急速に進化したのです。

ミトコンドリアの機能が悪くなると、ATPの産生が減るだけではなく、酸素をうまく使うことができなくなり、細胞を傷害する物質「活性酸素《かっせいさんそ》」を生み出します。これは、体内に爆弾を抱えているようなもので、その結果としてさまざまな病気が起こり、老化を引き起こします。糖分、塩分を多く摂ると、臓器は〝貪欲〟になりますが、その結果「悪い肥満」が生まれ、インスリン抵抗性が強くなると、細胞と臓器はさらにがんばるようになり、ますますミトコンドリアは障害されます。

こうして、「悪い肥満」では、メタボリックドミノで並んでいるさまざまなドミノ――糖尿病、高血圧、血管病、認知症など――が次々に倒れ、寿命そのものが短くなります。

新型コロナウイルス感染症と肥満

新型コロナウイルス感染症にかかりやすい・重症化しやすい要因については、すでに十分認識されるようになりました。その最大の要因は年齢です。ワクチンのない、まだ十分に治療体制が整っていなかった2020年5月において、新型コロナウイルス感染症による死亡率は、70〜79歳で6・8％、80歳以上で14・8％であり、全年齢の2・6％に比べ高いものでした(国内統計)。

他にも、①男性、②閉塞性肺疾患、心臓病、腎臓病、糖尿病など基礎疾患を持つ人が挙げられています。当初、高血圧は②と考えられていましたが、高血圧の人は高齢者に多いため、感染しやすいように見えるだけで、高血圧ということだけで感染しやすい、あるいは重症化することはありません。

いっぽう、「肥満」は新型コロナウイルス感染症にとって「悪」とされ、重症化の基礎疾患としても挙げられています。特にＢＭＩ30以上の人に顕著です。なぜ肥満だと重症化するのでしょうか?

第一に、肥満すると気道が圧迫されて呼吸しにくくなり、換気が悪くなるからです。しかし、それ以外の要因もあります。前述のように、「悪い肥満」では「炎症」が起こりやすくなりますが、新型コロナウイルスに感染すると「サイトカインストーム」が起こり、一気に重症化することが知られています。これは、体を守る免疫細胞が、炎症を起こすサイトカインを一気に分泌することで肺などの臓器を傷害するからです。「悪い肥満」はサイトカインストームを助長します。

現在、ワクチン接種は世界的に普及し、その抗体価《こうたいか》がワクチン接種後にどのように減っていくかの研究がなされています（２０２２年1月時点）。イスラエルでのヘルスケアにかかわる労働者４８６８人を対象とした6カ月におよぶ追跡調査では、中和《ちゅうわ》抗体は接種後3カ月目には急速に低下し、そのあとゆるやかに低下していくことが判明しました。ですから、3回目の接種の実施が考えられているのです。

抗体価が減りやすい要因の解析では①男性、②高齢者が示されています。いっぽう、肥満者（ＢＭＩ30以上）はそうでない人より、抗体の減少がゆるやかでした。ワクチンによって体内に抗体が作られることも一種の炎症反応ですから、肥満者では炎症が起こりやすいことと関係していると思われます。

なお、ワクチン接種時に発熱や倦怠感《けんたいかん》などの副反応が出やすいのは若年者です。若年者は免疫力が強く、炎症反応が強く出るからです。免疫力は年齢と共に落ちてきますから、高齢者は副反応が出にくくなります。副反応が出ないことでホッとしている高齢者の方は免疫力が低下しているかもしれませんので、一概には喜べません。

はたして、肥満者はワクチン接種で、肥満ではない人よりも、感染から守られやすいか否かは今後の研究課題です。

「悪い肥満」は短命か？

それでは、「悪い肥満」の人は長生きできないのでしょうか？

たとえば2人の人がいて、1人が「肥満」とは言えないぎりぎりのBMI24、もう1人が28であったとします。この時、心臓病が起きる確率は28の人のほうが高くなりますが、必ずしも24の人には病気が起こらず、28の人に病気が起こるとは限りません。28でも「いい肥満」であれば病気は起こりにくいですし、24でも「悪い肥満」であれば病気は起こりやすくなります。

また、不幸にして2人とも心臓病が起こったとします。その場合、「肥満」と診断されている人のほうが長生きすることがあります。なぜでしょうか？　それは、たとえ「悪い肥満」であっても健康リスクが高いことを自覚している人のほうが、肥満の基準に達しないため「セーフ！」と安心している人より、多くの検査や治療を受けている可能性が高いからです。

このように、「悪い肥満」でも、そのことをきちんと理解して対処していれば、長生きにつながることもあるのです。昔から言われている「一病息災《いちびようそくさい》」は真実なのです。

「いい体型」は年齢によって変わる

ここからは健康をもたらし、長寿に導く「いい肥満」についてお話しします。多くの方は、何歳であろうと「肥満」は悪いと思われているかもしれません。しかし、必ずしもそうではありません。年齢によって「肥満」の悪さは変わっていきます。

確かに、中年(45〜64歳)男性の肥満は「悪い肥満」であることが多く、要注意です。にもかかわらず、彼らは無頓着《むとんちやく》です。自分の健康にあまり関心がなく、軽いうしろめたさを感じながらも、「まあ自分は大丈夫だろう」という根拠のない自信のもと、だらだらと食べ続け、運動もしない生活を続けています。現在も、中年男性の肥満人口は増加し続けています。

そのような生活を続けると何が起こるのか？　体重がどんどん増えていくわけではあり

ません。実は、高齢になると体重やBMIは頭打ちになる方が多く、「やっと体重増加が収まった」と喜ぶ方もいます。しかし、体重増加の停止は要注意です。事態はむしろ悪化していることが多いのです。これは運動不足の結果、年齢と共に「筋肉が落ちてきた」ことを示しています。

この病態は、「サルコペニア（sarcopenia）」と呼ばれています。サルコは「筋肉」、ペニアは「少ない」の意味で、筋肉量、筋力が低下している状態です。サルコペニアはDXA（dual energy X-ray absorptiometry）という測定法で診断され、男性7・0kg／㎡未満、女性5・4kg／㎡未満が該当します。特殊な検査なので、なかなか測定されることはありませんが、自分で太ももを触ってみれば、大腿部の筋肉が減ってきたことが実感できます。

「指輪《ゆびわ》っかテスト」もよく使われます。ふくらはぎのもっとも太い部分が、両手の親指と人差し指で作った輪よりも小さくなって隙間《すきま》ができれば、サルコペニアである可能性が高くなります。隙間ができる人は、そうでない人よりもサルコペニアである危険性が6・6倍高く、2年間で新たにサルコペニアを発症するリスクも3・4倍高いと報告されています。開眼片脚立位《かたあしりつい》テストもあります。具体的には、目を開いて床から5㎝ほど片足を上げて立っている時間が8秒未満であるとサルコペニアである可能性が高くなります。

また、歩行速度の低下（0・3m／秒以下。これは信号が赤から青に変わり、横断歩道を渡り始めて、信号がまた赤に変わらないうちに信号を渡りきれない速度です）や、握力の低下（男性26kg未満、女性18kg未満）などでも実感できます。

サルコペニアと並んで注目されている病態が「フレイル（frail［虚弱］）」です。これは、高齢者が身体的や精神的な理由により、自立して生活することが困難な状態を表わしています。「超・超高齢社会」となった今、大きな問題となっています。

サルコペニア、そしてフレイルになると転倒の発生は1・3倍になり、骨折が増え、1人で移動できなくなる、寝たきりなどの状態を引き起こし、要介護、そして誤嚥性《ごえんせい》肺炎などの確率が上がり、死亡につながります（サルコペニアになると死亡率は2・2倍になります）。サルコペニアで認知症が増えることも知られています。逆に、運動して筋肉を鍛えることは数少ない認知症予防手段となります。

「サルコペニア肥満」という病態もあり、何度もダイエットとリバウンドを繰り返す人などに見られます。これはメタボとサルコペニアの〝悪いとこどり〟であり〝泣きっ面《つら》に蜂《はち》〟状態です。具体的には、極端なダイエットに走った結果、内臓脂肪が減るだけでなく筋肉まで減少してしまいます。そのあとにリバウンドで甘いものばかり食べすぎると、内臓脂肪は簡単に貯蓄されてダイエット前より増加するのに対し、筋肉はなかなか回復せず、たとえダイエット前後で体重が変わらなかったとしても、脂肪と筋肉の割合が悪くなってしまいます。ですから、何度も申し上げているように、ＢＭＩの値だけを気にしているのは間違いです。単純なＢＭＩへの信頼は危険です。

このように、中年期は悪い肥満やメタボに気をつけなければなりませんが、高年期（65歳以上）には体重が減少してくるサルコペニアに注意しなければなりません。ですから、高齢者の方は、体重が増えることに対して暗い気持ちを持つ必要はありません。私は、むしろ食欲も保たれた良い兆候と考えています。実際、高齢者の場合、ふっくらされている方のほうが健康であることが多いです。女性の場合、法令線《ほうれいせん》の出る余地のない、張りのある〝お多福顔《たふくがお》〟は健康の証です。

つまり、「いい肥満」「いい体型」「かっこいい体型」は年齢によって変わっていい、いや変えるべきです。

「いい肥満」は健康長寿をもたらす

若いうちに脂肪細胞を上手に機能させて「いい肥満」になれば、中年期の「悪い肥満」を避けることができ、高齢者になっても「サルコペニア」から逃れられます。さらに認知症も予防できて長寿となります。その理由をお話ししましょう。

前述したように、「いい肥満」では脂肪細胞の機能がいかんなく発揮されています。すなわち、過剰なエネルギーは分家の内臓脂肪ではなく、本家の皮下脂肪にしっかりと貯蓄され、ＦＦＡがだらだらと放出され続けることなく、使いやすいブドウ糖が優先的に過不足なく使われている状態です。ですから、血糖が異常に高くなることもありません。そして、ブドウ糖が少なくなる空腹時や睡眠時などに、皮下脂肪に貯めておいた中性脂肪が分解されてＦＦＡとして、筋肉や他の臓器で有効なエネルギー源・熱源として利用されます。

「悪い肥満」では、このようなメリハリが利《き》いたエネルギー源の利用ができません。過剰にカロリーを摂った時に皮下脂肪に脂肪をうまく蓄積できないため、筋肉内に余分な脂肪が沈着します。筋肉に脂肪が沈着すると、炎症が起こり、筋肉の本来の働きやその成長が阻害され、サルコペニアになります。いっぽう、エネルギー源が不足気味になる夜間などでは筋肉にＦＦＡがうまく供給されず、筋肉では原料不足となり、自分を作っているタンパク質を分解して熱を発生させます。その結果、どんどん筋肉は減っていき、やはりサルコペニアを進めます。

「いい肥満」では、優秀な脂肪細胞から適度にエネルギー源の脂肪が筋肉に供給されますから、このような事態は起こりません。ですから、「いい肥満」の状態で、しっかりと運動をして筋肉を動かし、ミトコンドリアが一生懸命に働く状態にする、いわゆる「新陳代謝《しんちんたいしゃ》」をさかんにすることで、筋肉量が増加して筋力を維持することができるのです。

超・超高齢社会の日本では、「百寿者《ひゃくじゅしゃ》」「センテナリアン」と呼ばれる１００歳以上の方はどんどん増え、現在は8万人を超えています（2022年1月時点）。その8割以上が女性です。しかし女性の方は閉経後、急激に女性ホルモンが低下し、骨、筋肉、脂肪細胞の機能が一気に落ちてしまいます。その結果、骨粗鬆症《こっそしょうしょう》（骨強度が低下して骨が脆《もろ》くなり骨折の危険性が高まる病態）やサルコペニアとなり、転倒・骨折・歩行困難・寝たきりなどが訪れます。

センテナリアン739人（男性216人、女性523人）を調査したところ、自立して生活できる人は男性31％、女性14・3％、認知力テストのスコアは男性27・9点、女性22・7点でした。つまり、男性のほうが元気度が高かったのです。実際、センテナリアンでは数が少ない男性のほうが、生活の質は保たれています。裏を返せば、男性は元気でないと生き残れないのです。

さらに、男性の約10％はきわめて元気で、介護を受けずに90歳まで自立していることが報告されています。このような「スーパー元気なおじいちゃん」に比べ、「スーパー元気なおばあちゃん」はきわめて少なく、他人の介護を受けて生活されている方がほとんどです。高齢女性にとって、フレイル、サルコペニア、その結果の認知症は大きな問題なのです。

しかし、フレイルは適切な対応を実施することで、元気な状態に戻れる可能性があります。歩行速度の低下は、サルコペニア、フレイル共に一つの兆候ですが、喜ばしいことに、80歳以上の歩行速度は1992年に平均0・8m／秒だったものが、2002年には1・0m／秒と伸びています。また、パソコンやスマホを使いこなすことは、高齢者には難しいと思われがちですが、70〜79歳のインターネット利用率は２００８年の27・7％から、２０１３年には48・９％に上昇しています。つまり、元気な高齢者の数は増えているのです。悲観しすぎることはありません。

男らしさ、女らしさと寿命の関係

「いい肥満」と長寿において重要な役割を果たしているのが、性ホルモン（男性ホルモン、女性ホルモン）です。男性は男性ホルモンのみを持ち、女性は女性ホルモンのみを持っていると考えられがちですが、男女共に両方のホルモンを持っています。男性は精巣で強力な男性ホルモン「テストステロン」が作られ、女性は卵巣で女性ホルモン「エストロゲン」がたくさん作られるために、男性らしさ、女性らしさが前面に出るのです。また、見た目の男性らしさ、女性らしさは脂肪と筋肉の量に依存しています。

性ホルモンはコレステロールから作られますが、「ＤＨＥＡ（デヒドロエピアンドロステロン）」と呼ばれるホルモンが出発点です。ＤＨＥＡから男性ホルモンのアンドロステンジオンやテストステロンが作られます。これらから、女性は卵巣で、男性は皮膚や脂肪組織で、エストロゲンが作られます。DHEAは、テストステロンの20分の1ぐらいの男性ホルモン作用を持っています。実は、女性の男性ホルモンは、副腎《ふくじん》で作られるDHEAがすべてです。その量は、なんと女性ホルモンの10倍以上です。女性は閉経後、女性ホルモンの量が一気に減少して、男性の女性ホルモンの濃度より低くなります。閉経後の女性は一気に〝男性化〟するわけです。

女性ホルモンは血管を強くする作用もあるため、その急激な低下は血管を悪くします。実際、女性は閉経後に高血圧の方が増加しますし、心筋梗塞は一気に増えます。ですから、高齢女性が太っていられないのは、健康的には良くない兆候です。

いっぽう、男性にとって〝男性更年期〟は深刻な問題です（気がつく人は少ないですが）。具体的には、「加齢性腺機能低下症（LOH症候群＝late-onset hypogonadism）」と言われる病態です。テストステロンには決断力、意欲などを高める作用があり、その濃度は朝方に高く、夕方に低くなります。年齢を重ね、テストステロン濃度が下がってくると（フリーテストステロン濃度が8・5pg／mL未満を低下と判断しています）、夕方にやる気がなくなるのはそのためです。早朝勃起障害や夜間頻尿は比較的わかりやすい初期症状です。

「悪い肥満」は男性ホルモンの分泌を減らすことが知られています。また、夜の明るさは男性ホルモンを低下させることにつながりますので、部屋を暗くして寝ることは寝つきを良くするだけでなく、男性ホルモンを保つためにも有効です。

年齢と共に男性ホルモン、そして女性ホルモンの両方を生み出すＤＨＥＡの濃度は確実に低下していきます。ですから、血中ＤＨＥＡ濃度は老化度のマーカーになります。性ホルモン低下の結果、優秀な脂肪細胞が維持できなくなると、寿命は短くなります。男性らしさ、女性らしさは脂肪細胞の働きを介して、われわれの寿命に深くつながっているのです。

ここまで進んでいる！　アンチエイジング研究

現在、世間で大注目され、われわれも研究中なのが、抗加齢物質「ニコチンアミドモノヌクレオチド（ＮＭＮ）」です。ＮＭＮについて触れる前に、長寿研究の歴史からご説明します。

「プロローグ」でご紹介した『養生訓』には、「珍しいものや、おいしいものに出あっても八、九分でやめるのがよい。腹いっぱい食べるのはあとで禍がある。（中略）飲食はいちばん腹いっぱいということをさけねばならぬ」（貝原益軒著、松田道雄訳）と書かれています。このことが科学的に確かめられたのは1935年、カロリー制限によってラットの寿命が延びることが観察されてからです。

その後、線虫《せんちゅう》（体調1㎜で約1000個の細胞からできている）、ショウジョウバエ、マウス、そしてサルに至るまで、摂取カロリーを通常の7～8割にすると寿命が延びることが示されました。サルでは賛否両論ありましたが、2017年には、中高年からカロリー制限を始めるとオスの寿命が延びること（つまり、成長期に栄養を制限することは良くない）、開始年齢・性別にかかわりなく老化に関連した疾患、具体的にはがん、糖尿病、血管病、認知症（脳萎縮）なども抑制される可能性があると決着しました。

重要なのは、カロリー制限によるアンチエイジング（抗加齢）効果は、カロリー制限によって肥満を防げたからだと短絡的に考えてはいけないことです。鍵は、インスリンにあります。

そのメカニズムの解析で、さまざまな種類の生物において、すべて寿命の延長には「インスリンの働きがいいこと」が関係することが示されています。たとえば、線虫ではインスリンの働きが良くなるように遺伝子を操作すると、寿命が2倍になりました。悪い肥満と「インスリン抵抗性」の関係については第2章で述べましたが、この点からも「悪い肥満」は寿命を短くすることがわかります。また長寿の生物では、ミトコンドリアの活性が高く保たれていました。「ミトコンドリアを元気にする」ことは健康長寿につながるのです。

２０００年、マサチューセッツ工科大学のレオナルド・ガランテ教授と、同研究室に留学していた今井眞一郎《いまいしんいちろう》研究員（現ワシントン大学教授）は、カロリー制限による寿命延長の効果をもたらす物質を発見します。それが「サーチュイン（Sirtuin）」です。サーチュインを作る遺伝子は、別名「長寿遺伝子」と呼ばれます。ガランテ教授はとても穏やかな方で、私も親しくしていただいていますし、今井教授は慶應義塾大学医学部の出身で、今に至るまで敬愛する親しい友人です。

サーチュインはNAD^{+}（＝ニコチンアミドアデニンジヌクレオチド。ビタミンBの仲間で多くの酸化還元反応にかかわる補酵素《ほこうそ》）によって、活性化される酵素（脱アセチル化酵素）であり、哺乳類には7種類存在します。サーチュインには、遺伝子やタンパク質からアセチル基《き》という分子群を取りはずす作用があり、ミトコンドリアの働きをコントロールし、インスリンの効き目を調節します。

サーチュインの発見に、世間はこれこそ長らく夢見てきた「不老」の薬であると色めき立ちました。そして、サーチュインの働きを発揮する化学物質を探索します。しかし、なかなか見つからず、人工物である以上、その副作用も心配されました。天然の物質としては、赤ワインに含まれる「レスベラトロール」にその作用があると指摘されましたが、われわれが飲む赤ワインの量ではその作用を期待することはできません。

現在、サーチュインを活性化するNAD^+の原料となる物質（「前《ぜん》駆《く》体《たい》」と呼ばれます）に熱い視線が集まっています。それが、抗加齢物質NMNです（図12）。加齢や「悪い肥満」では臓器で炎症が起こり、NMNの産生は低下します。このことが老化を引き起こすと考えられているのです。実際に、今井教授らは、マウスにNMNを1年間投与するとインスリン抵抗性が改善してミトコンドリアの機能が向上、エネルギー代謝が改善して運動能力が向上することを示しています。

そのため、NMNを投与することでアンチエイジングが実現するのではないかと大いに期待されています。多くの企業が製造に乗り出してさまざまな商品が売り出され、市場では玉石混淆《ぎょくせきこんこう》、なかには1カ月30万円もするものまで出現するなど、大過熱状態です。

このNMNフィーバーが起こるよりかなり前の段階から、私たちはガランテ教授と共同研究を行ない、糖尿病にともなう腎臓病（糖尿病性腎臓病）が腎臓でのサーチュインの活性、およびNMNの産生の低下がその引き金になることを明らかにしました。また最近では、マウスにNMNを糖尿病性腎臓病の初期段階で一時的に大量投与すると腎臓病が治ってしまうことも報告しました。

図12 抗加齢物質NMN

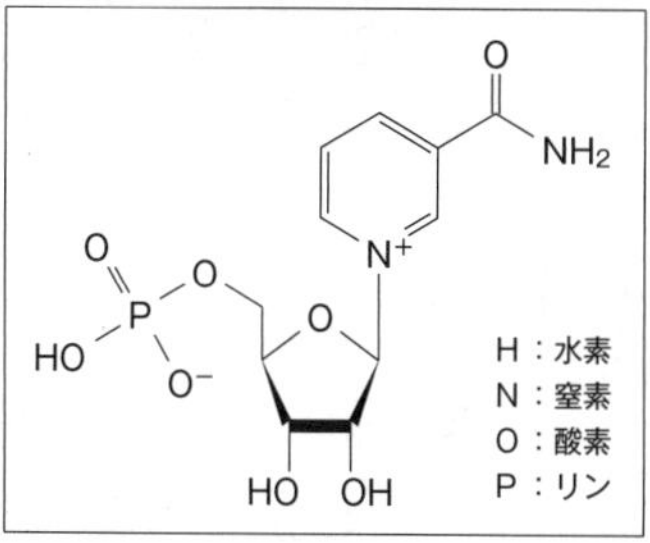

さらに慶應義塾大学病院では、2016年よりNMNを世界ではじめて人間に投与することを開始し、経口で投与しても十分吸収され、安全であることを報告しました。現在、その長期投与試験を実施しています。最近、吉野《よしの》夫妻（純《じゅん》慶大腎内代特任准教授、美保子《みほこ》ワシントン大学准教授）は、クライン教授と共にワシントン大学で肥満閉経女性にNMNを投

与し、インスリン抵抗性が改善することを報告しています。

これまで、「老化」は定めであり、自然現象と考えられてきました。もちろん、生物である以上、いつかは「死」が訪れます。また、人間の寿命の限界は115歳あたりであるとも言われています。しかし、「老化」のペースは抑えることができるかもしれません。「不老」の実現が射程圏内に入ってきたのです。

ガランテ教授門下で、ハーバード大学医学大学院のデビッド・シンクレア教授は、共著『LIFESPAN《ライフスパン》——老いなき世界』（デビッド・A・シンクレア、マシュー・D・ラプラント著、梶山あゆみ訳）において「老化は1個の病気である。私はそう確信している。その病気は治療可能であり、私たちが生きているあいだに治せるようになると信じている。そうなれば、人間の健康に対する私たちの見方は根底からくつがえるだろう」とまで言い切っています。彼らしい強気の発言ですが、新しい考え方ではあると思います。

「いい肥満」になるためにすべきこと

NMNは多くの臓器で作られ、NAD^+に変換されます。そしてサーチュインを活性化して、アンチエイジング作用を発揮します。そのなかで特に重要なのが、脂肪細胞で産生されるＮＭＮです。

脂肪細胞で作られるＮＭＮは、脂肪細胞の機能を上昇させます。つまり、優秀な脂肪細胞を作り、「いい肥満」となることに貢献します。

慶大腎内代の山口慎太郎《やまぐちしんたろう》講師は吉野特任准教授たちの研究に参加し、脂肪細胞でＮＭＮが産生できないマウスを遺伝子操作で作成したところ、脂肪細胞が成熟できなくなり、脂肪組織、肝臓、骨格筋で激烈なインスリン抵抗性が起こることを見つけました。ＦＦＡがだらだらと血液に放出され続け、善玉アディポサイトカインであるアディポネクチンの分泌も低下しました。まさに「悪い肥満」に変換してしまったのです。

脂肪細胞でのＮＭＮの産生は若い時は豊富ですが、年齢を重ねるにしたがって減少していきます。これは、脂肪細胞の機能の低下を表わしています。歳を取ると、うまく太ることができないのは、これが原因の一つです。

ところで、「体の調子がいい」とは、どういう状態を指すのでしょうか？　一言で言えば、「体のメリハリがいい」ということになります。われわれの三大栄養素はブドウ糖と脂肪ですが、この二つを1日の行動に合わせてうまく使い分けることができる体は長持ちして、健康に長生きすることができます。

具体的には——昼間の食事を摂れる時には、吸収も分解も容易なブドウ糖を優先して使い、夜間で何も食べられない時には、白色脂肪細胞に貯蔵していた中性脂肪をFFAに分解して褐色脂肪細胞に送り込み、褐色脂肪はそれをうまく燃やして体を暖める。骨格筋ではエネルギーに変えられる——ことが健康の証です。

この状態を「代謝的に柔軟である」と言います。NMNは、この柔軟性を作ります。「いい肥満」になるには、脂肪細胞のNMNの産生を増やせばいいのです。「柔《じゅう》よく剛《ごう》を制す」の精神です。

NMNを増やすには？

では、どうすればNMNの産生を増やせるのでしょうか？

市販されているNMNカプセルを服用することは一計ですが、高価ですし、ずっと飲み続けなければなりません。それに、NMNカプセルで一時的に体内のNMN濃度を高めるより、体内でNMNが継続的に作られて、さまざまな臓器に常に供給されるほうが有効です。

実は、内臓脂肪が減ることでNMNの産生が増えることが知られています。それなら、カロリー制限で内臓脂肪を減らせばいい！　ということになります。しかし、それではよくある〝無理難題ダイエット〟になってしまいます。鍵は、「生活のメリハリ」にあります。

脂肪細胞にとってもっとも重要な情報は、いつ〝栄養〟が体に入ってくるか、です。地球に生息している生物は、地球の自転によって作られる昼と夜、つまり〝光〟の量のリズムに合わせて、食べています。わかりやすく言えば、昼に獲物を取ってそれを食べ、夜は寝ることに専念する生活です。そこで、効率的に食物を処理するために、昼夜を教えてくれる1日の光の量に合わせた「生物時計」を体内に作りました。この時計を作るための多くの部品の設計図、つまり遺伝子は「時計遺伝子」と呼ばれています。

NMNの産生も、1日のなかでリズムを示します。昼間起きて食べている時にその量は増え、夜は減ります。NMNを作る酵素NAMPT（= nicotineamide phosphorybosyltransferase）が、時計遺伝子にコントロールされているからです。

ですから、メリハリが利いた生活、すなわち——朝になれば起き、3食を摂る。その間は食べずに空腹の時間を持つ。日中には体を動かして夜はしっかりと眠る——規則正しい生活を送れば、時計遺伝子がしっかりと働き、NMNの産生が増えます。

さらに、NMN自体に時計遺伝子の働きを良くする働きがあり、相互関係でどんどん体は良い方向に向かいます。その結果、カロリーを多少余分に摂っても、優秀な脂肪細胞が引き受けてくれて、「いい肥満」に向かうのです。

次章では、この「生活リズム」と「いい肥満」の関係をお話ししたいと思います。

第5章 肥満と時間の関係

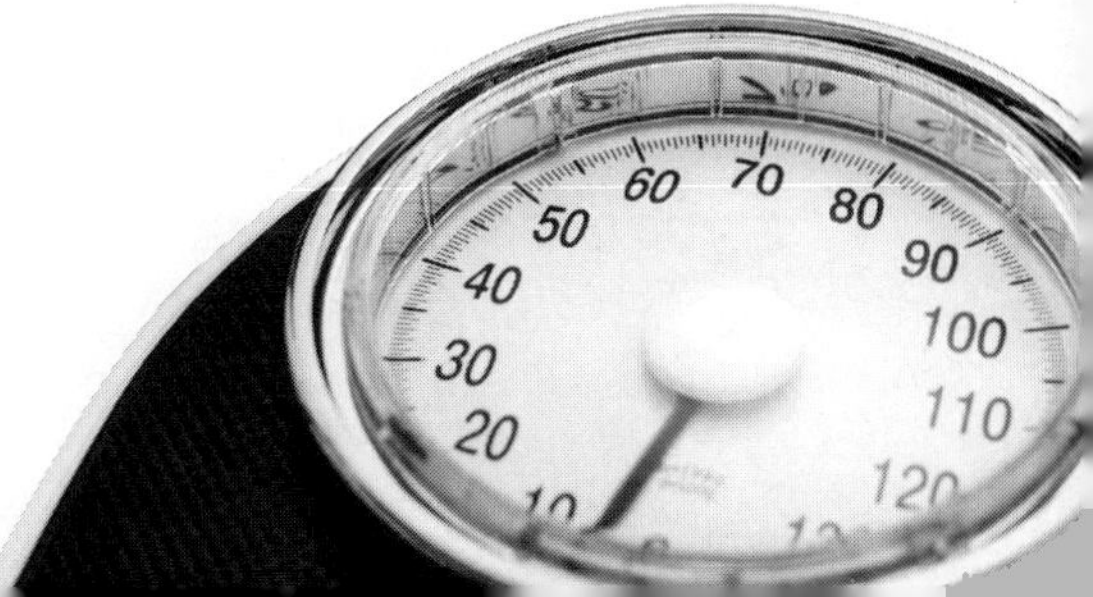

君、時というものは、それぞれの人間によって、それぞれの速さで走るものなのだよ。

――シェークスピア『お気に召すまま』

すこし「ブレている」ほうが、「ブレない」!?

首尾一貫「ブレない」ことは、人々の信頼を勝ち得て、人生で〝成功〟するには必要です。私たちの体内の臓器も同じことが言えます。健康診断の結果が昨年と同様であることは、われわれの体が健康で安定していることを示しています。

ずっとブレずにいるのは、1人でがんばるだけでは達成できません。自分が気づかないうちにブレていることもあり、ブレているかどうかを客観的にチェックし、ブレてきているなら元に戻してくれるパートナーがいると助かります。しかし、チェック役のパートナーがブレていては元も子もありませんので、パートナーがブレていないかをチェックする必要があります。それを行なうのは、ブレを直してもらった人であることが理想的です。

このように、おたがいがおたがいをチェックし、そのブレを元に戻すブレーキ役となるペアを組むことが「ブレない」ためには必要です。仲の良い夫婦はおたがいを「ベター・ハーフ」と呼び合います。２人で一つとなる、かけがえのないパートナーという認識です。

ブレーキ役は相手のブレが小さいうちは黙っていますが、ブレが大きくなってきた時、しっかりとブレーキをかけることが望ましい。これが「ネガティブ・フィードバック」です。「ネガティブ」は「否定的な」、「フィードバック」はそのまま日本語になっていますが「反響・反応・意見」と訳されます。要は、相手にとって〝耳が痛い指摘〟のことです。

つまり、すこし「ブレている」ほうがパートナーにブレがわかりすく、指摘・修正されるため、かえって「ブレない」のです。そして一定のブレをもって一定の範囲内で活動している時、その挙動は「波」の形を取ります（波動）。こうして、波が〝寄せては返す〟ように生きられる時、それがブレない生き方になります。

生活に規則性を持った「リズム」があることが、ブレない健康には大切です。われわれの遺伝子の10～20％がリズムを持っていると言われています。

波動リズムを持ちブレないでいることには、別のメリットもあります。「予見性」です。決まった形の波動を描いて生きていれば、将来どうなるだろうかをある程度予想できます。予想できれば、そのための準備ができます。これが重要です。もちろん、何でも思った通りにいくほど世の中は甘くはありませんが、ある程度の「想定」を持てないと「想定外」のことが起こった時、途方に暮れてしまいます。

「ブレない」体とホルモン

前述のように、私はホルモン（内分泌学）を専門にしています。１００種類以上あるホルモンの多くは、１日のなかでリズムを持って分泌されています。

さらに、多くのホルモンはネガティブ・フィードバックの関係を持っています（図13）。たとえば、ある刺激によってホルモンAが分泌され、その作用が高まると、ホルモンAの作用が高まりすぎないように、その作用が刺激となって、今度はホルモンAを抑制するホルモンBが分泌され、ホルモンAの作用を抑えるという仕組みです。言うならば、

「出る杭《くい》は打たれる」主義です。
　このように、ホルモンには必ず、そのホルモンを抑える別のホルモンが用意されており、それによって、われわれの体は一定の範囲に収まることができます。これを「ホメオスタシス（生体恒常性）」と言います。

図13 体内におけるホルモンの仕組み

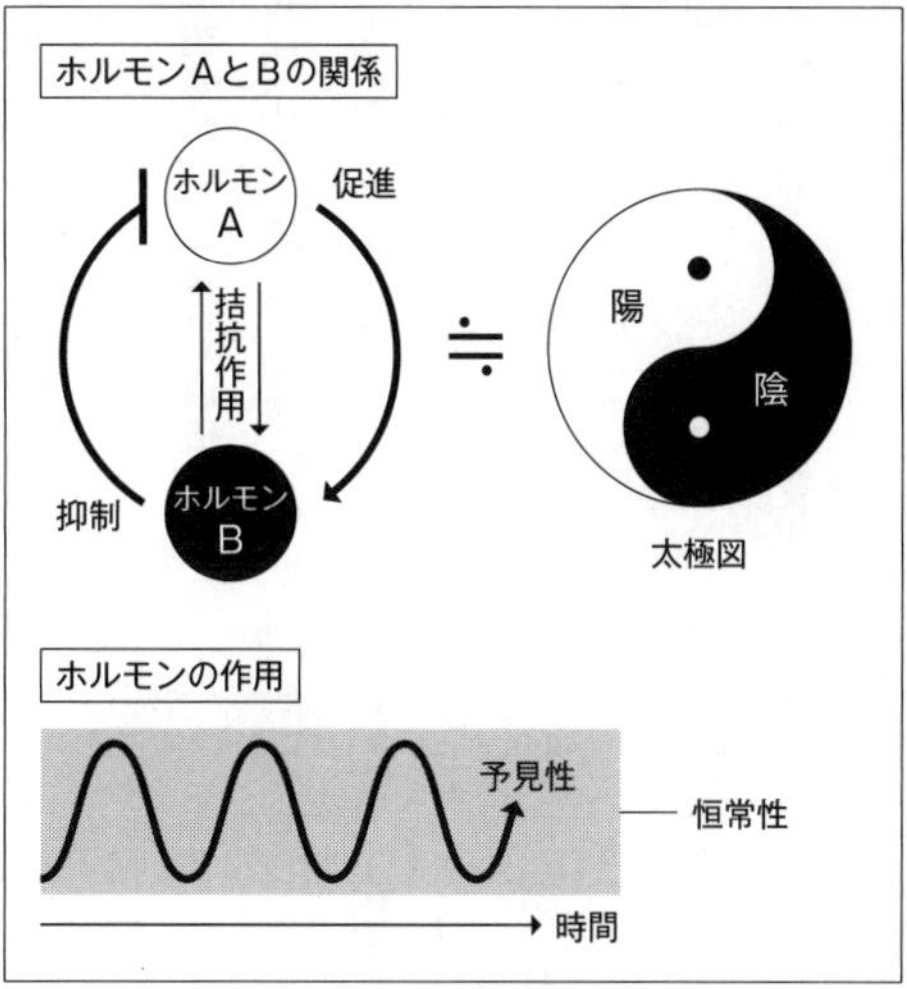

　この仕組みは、世界最古の哲学書『易《えき》経《きょう》』（作者不詳）の中心原理にも通じます。すべてのものは、たがいに相反する陰《いん》と陽《よう》から成り立ち（その全体を「太《たい》極《きょく》」と言います。韓国の国旗にも示されています）、対抗しながらも、あるいは対抗しているからこそ、交ざり合おうとして大きな循環を起こし、新たな進化を生むと考えられています。
　われわれの体は、ホルモンによって

「ブレない」よう維持されているのです。

「生物時計」と「時計遺伝子」

波動リズムは、まさに振り子の振動そのものです。振動現象は、一つの細胞で生きている細菌など下等な生物からわれわれ高等生物まで、すべての生物で認められます。規則正しく振動しないと生きることはできず、そのために、すべての細胞には拠《よ》り所《どころ》となる振り子が存在し、振り子によって「時」が刻《きざ》まれます。そして、すべての生物は「生物時計」を持っています。

「時計」と呼ばれるには、①他から情報を得なくても自律的に振動できること、②外部環境（特に温度が大切）に変化が起きても影響されることなくリズムが安定していること、③時刻がずれた時にも自ら調整できる能力があること、が求められます。

「時計」を持っていることで、その時計の動きに合わせて、細胞内のさまざまな物質、細胞が集まって作られる臓器、多くの臓器が集合した個体は、おたがいに呼応し合って全体としてうまく動くことができます。時間を共有することで、はじめて〝烏合《うごう》の衆〟ではなくなるのです。われわれの社会生活も、ばらばらで生活していては成り立ちませんね。

１９９７年、人間において、この生物時計の部品（タンパク質）を作る設計図となる遺伝子、すなわち「時計遺伝子」が発見されました。

これまでに20種類以上の時計遺伝子が見つかっていますが、その中心（コア）となるのは「*Clock*」「*Bmal1*」「*Per1*」「*Per2*」「*Cry1*」「*Cry2*」の六つです（遺伝子は斜体で示し、遺伝子から作られるタンパク質は正体で示す表記ルールに従っています）。これらの遺伝子から作られる六つのタンパク質が、ネガティブ・フィードバックの〝ループ〟を形成し、おおよそ24時間の振動（24時間経過すると元の状態に戻る）を作り出しています（図14）。

まず、*Clock*、*Bmal1* から作られるタンパク質が結合し、Clock-Bmal1 結合タンパクとなります。

図14 時間遺伝子の１日のループ

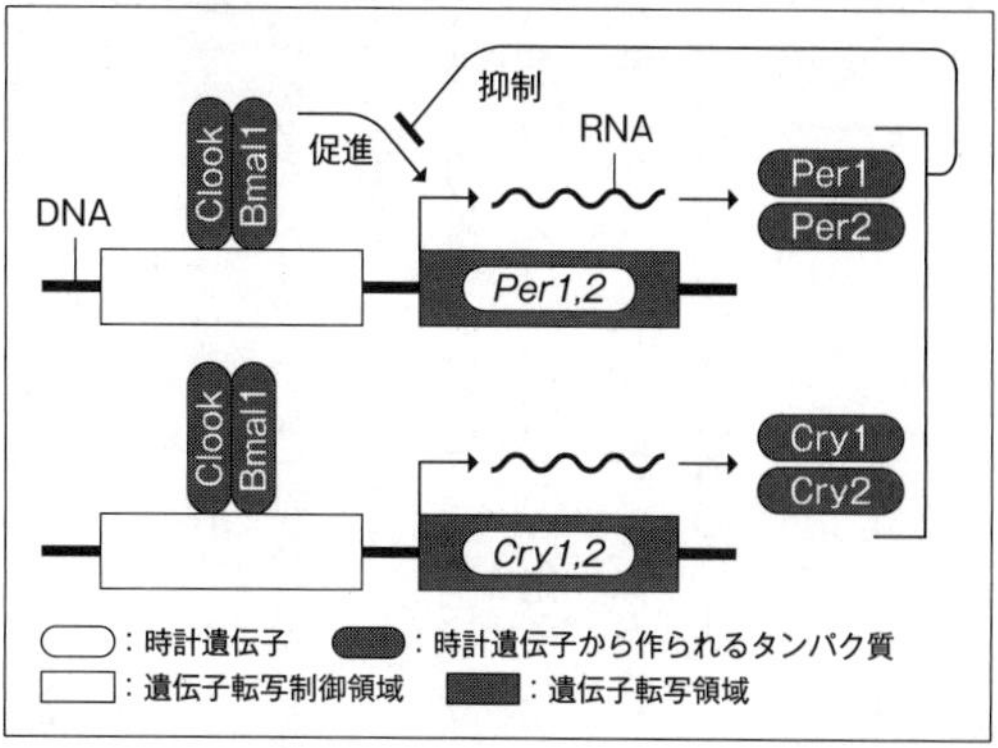

その量は徐々に増え、昼間の活動に必要なさまざまな遺伝子の働きを高めます。Clock-Bmal1結合タンパクは、*Per1*、*Per2*、*Cry1*、*Cry2*も活性化し、Per1、Per2、Cry1、Cry2が次第にたくさん作られるようになります。夜に向かってPer1、Per2、Cry1、Cry2が多くなると、これらは*Clock*、*Bmal1*の活動を抑制する働きがあるため、Clock、Bmal1は減少していきます。

すると今度は、Per1、Per2、Cry1、Cry2が作られなくなり、さらに、すでに作られていた同タンパクも不活性化されていきます。そうすると、*Clock*、*Bmal1*を抑制する力が弱まるので、再びClock、Bmal1が増えていきます。このループが24時間周期で繰り返され、振動が形成されるのです。

この振動の周期（同じ状態に戻るまでにかかる時間）は〝ほぼ〟24時間＝おおむね1日なので、「概日《がいじつ》リズム」と呼ばれます（人間は24時間より長く、夜行性のマウスは24時間より短いものが多い）。ほぼ24時間周期になっていることからわかるように、概日リズムは、「光」が刺激になって作られました。しかし、いったん作られた概日リズムは、光がなくてもこのリズムを刻み続けることができるようになりました。

紀元前4世紀、アレクサンドロス大王の東征に参加したアンドロステネスは、オジギソウが昼間は葉を開き、夜に葉を閉じるリズムがあることを記載しており、人々は生物時計の存在に気づいていました。18世紀初頭、フランスの科学者デ・マリアンは、オジギソウが暗い箱の中に入れても葉が24時間ごとに開閉し続けることを観察し、生物時計は光に拠《よ》らず時を刻むことができることを証明しました。１９６２年、ドイツの生物学者ユルゲン・アショフは自ら、光を遮断した洞窟で約１週間を過ごしました。その結果、人間も光刺激を受けずとも、ほぼ24時間のリズムで生活できることが確認されました。

その後、睡眠覚醒リズムだけでなく、体温やホルモン分泌なども研究され、人間の周期は25時間に近いことがわかりましたが、それは各人によりさまざまで平均すると24時間15分ほどでした。これは、人によって朝型、夜型、（そして中間型）に分かれるためです。そこには、時計遺伝子の *Per1*、*Per2*、*Clock* の働き方の違いがかかわっていると言われています。

肥満は夜作られる

実は、生物時計の誕生は「肥満」とかかわりがあります。藍藻《らんそう》（シアノバクテリア）は、光合成を行なって酸素を発生させる原核生物（核を持たない生物）です。30億〜25億年前、シアノバクテリアが大発生して、地球には酸素が溢《あふ》れるようになりました。シアノバクテリアを体内に取り込んだ生物が、植物の祖先です。シアノバクテリアは細胞内で葉《よう》緑素《りょくそ》となり、光合成を行なうようになって、植物ははじめて植物らしくなりました。

われわれの細胞にとってミトコンドリアが大切だとお話ししましたが、ミトコンドリアもシアノバクテリアの親戚プロテオバクテリアが細胞に取り込まれたもので、こちらは酸素を使ってエネルギーを作り出します。

生きるために光を必要としたシアノバクテリアですが、日光には紫外線が含まれており、これが遺伝子を傷つけます。人間が紫外線を浴びると皮膚にシミが増えるのと同じ原理です。生物は遺伝子が壊れると生きていけませんから、昼間に増える遺伝子の傷害を昼間のうちに直さなければなりません。そのためにはエネルギーが必要です。そして、シアノバクテリアは、日光が届かない夜間にエネルギーを貯め込み（ブドウ糖をグリコーゲンとして貯蔵）、昼間にエネルギーを消費する（グリコーゲンを分解する）リズムを作り出しました。こうして、もっとも原始的な生物時計が誕生しました。

人間の場合、時計遺伝子の中心である*Bmal1*は、夜に活性が高まります。昼は活動してエネルギーを消費し、エネルギーをあまり使わずにすむ夜はエネルギーを貯め込もうとします。夜にその力が高まる*Bmal1*は、脂肪を蓄積するための遺伝子を活性化します。

このため、同じカロリーを摂っても、夜は*Bmal1*の力が強く、より体に貯め込まれやすいから、夜遅く食べるのはやめようと主張する人もいます（生物時計ダイエット）。しかし、もともと夜に活発化する*Bmal1*は日中に食事を摂ることを前提にしているので、このロジックは正しいのか、私には疑問です。

むしろ重要な事実は、*Bmal1*がうまく働かなくなると太れなくなることです。*Bmal1*を働かなくした遺伝子改変マウスでは脂肪がつかず、やせてしまいます。そして、早老症（早い時期に老化の症状が出現する）が起こり、早死にします。具体的には、生後4～7カ月で体重減少、臓器や皮膚の萎縮、体毛の減少、白内障を来します。老化現象には遺伝子の損傷が深く関与しており、これらの症状の原因となっていると思われます。

さらに、このマウスに脂肪分が多い高カロリーのエサを食べさせると、メタボリックシンドロームの症状を起こします。皮下脂肪は増えないので、しかたなく内臓脂肪が蓄積し、脂肪肝になります。つまり「悪い肥満」になってしまいます。時計遺伝子がうまく働くことが「いい肥満」には必要であり、老化防止、長寿へとつながるのです。

生存に必要な〝時計合わせ〟

生物は光の情報がなくても時を刻めると言いましたが、われわれの生物時計は厳密には24時間周期ではないため、放っておくと、実際の昼夜とどんどんずれていきます。このずれを常に修正するため、私たちは光の刺激を取り入れて24時間周期で振動する〝親時計〟を持っています。

それが、脳の視床下部《ししょうかぶ》内の「視交叉上核《しこうさじょうかく》」と言われる神経細胞の集団（約1万6000個）です。発見されたのは1972年のことです。

視床下部は、ホルモンや自律神経（交感《こうかん》神経と副交感《ふくこうかん》神経があり、バランスを取り合っている）などを調節して、われわれが生きていくための基盤となる体温、摂食、血糖、睡眠などをコントロールしている場所です。いっぽう視交叉上核は、光を感じる網膜《もうまく》から視神《ししん》経《けい》を通して直接、刺激を受けます。目で感じる色や明るさの情報は、視神経を通して大脳《だいのう》の後部（後頭葉《こうとうよう》）に伝えられますが、光の刺激は、それとは別の特別なバイパス路（青色の光によく反応するメラノプシンを持つ視神経）を通って直接、視交叉上核に届けられます。

これから活動しようとする時に光を浴びると、生物時計は進みます。逆に、これから寝ようとする時に光を浴びると、生物時計は遅くなります。人間の場合、前述のように24時間より長い周期なので、朝に目覚《めざ》めて活動しようとする時に光を浴びると、生物時計が進み24時間に修正されます。マウスなど夜行性の動物では24時間より短い周期のため、夜に活動を終え、これから休もうとする時に明るくなると、生物時計が遅れて24時間周期になります。

光に対する〝時計合わせ〟の力（生物時計の同期能力）は、年齢と共に低下します。その結果、なかなか寝つけない、朝早く目が覚めるといった症状が起こります。

朝のセロトニン、夜のメラトニン

朝の光と夜の暗闇はとても大切です。「幸せホルモン」として知られるセロトニンは、強い光を浴びることで、昼間に脳で作られます。強い光とは太陽光です。部屋の光ではセロトニンは作られません。セロトニンには脳の興奮を鎮《しず》め、精神を安定化させる作用があり、実際、抗うつ剤に応用されています。

夜になると、脳の中心にある松果体《しょうかたい》で、セロトニンからメラトニンが作られます。メラトニンは睡眠を保つのに重要な役割を果たし、気分障害や認知症にも関係すると言われています。メラトニンは睡眠剤として臨床応用されています。昼にセロトニンが十分作られないと、夜にメラトニンがうまく作られません。また、夜に光を浴びていると、その情報が視交叉上核を経て松果体に伝えられ、メラトニンが作られなくなります。つまり、朝日を浴びて昼間にセロトニンが作られ、夜の暗闇でメラトニンが作られることで、リズムが規則正しく刻まれるのです。

誕生時にはメラトニンの分泌はなく、1歳頃より作られるようになります。そして18歳頃にピークを迎え、その後は年齢と共に分泌は低下していきます。そのため、徐々に寝つきが悪くなります。

セロトニンは、必須アミノ酸（体内で作ることができないため、摂取する必要があるアミノ酸）の一つ、トリプトファンから作られます。ですから、朝食にトリプトファンを含む食品、バナナ、牛乳、チーズ、卵、鶏肉、牛肉、大豆製品などを摂ることが、熟睡には望ましいと思われます。なお、トリプトファンは「いい肥満」を作る抗加齢物質ＮＭＮの原料にもなります。

近年、メディアなどでブルーライトの弊害が指摘されています。ブルーライトは、視光線のなかでもっとも波長（1周期の波の長さ）が短く、エネルギーが強いと言われています。太陽光にも含まれていますが、パソコンやスマホのディスプレイからも発生します。ブルーライトは網膜に強い影響を与え、眼精疲労を来すとして、ブルーライトカットが推奨されていますが、科学的には実証されていません。むしろしっかり、太陽光にあたるほうが、近視になりにくいとの意見もあります。

ブルーライトの唯一の明らかな弊害は、生物時計を狂わせることです。視交叉上核に直接到達するメラノプシンを持った視神経が青色光によく反応するからです。夜に人工的な強いブルーライトにあたると生物時計が進んでしまい、いつまでも眠れずに、脳が休めなくなります。ですから、就寝の2～3時間前からはデジタル機器の使用を控えることやナイトモードで使うことが推奨されています。

やはり、起床時に十分な太陽の光を浴びることが大切です。「目覚まし時計」の代わりに、定時にカーテンが自動的に開き、光が差し込むことで目が覚めるようにするという提案もなされています。前述の概日リズムは英語で「サーカディアンリズム」と言いますが、このようなカーテンは「サーカディアンカーテン」、こうした部屋を持つ家は「サーカディアンハウス」と呼ばれます。きわめて正しい発想です。

ただし、雨の日は太陽光が弱く、また太陽光が差し込みにくい住居でも困ります。住宅事情も健康のためには大切です。「悪い肥満」は「生活環境病」として起こる可能性もあります。

寝る子は育つ、寝ない子は太る!?

「寝る子は育つ」は真実です。成長を促《うなが》す「成長ホルモン」は寝ている間に、リズムを

図15 ホルモンの概日リズム

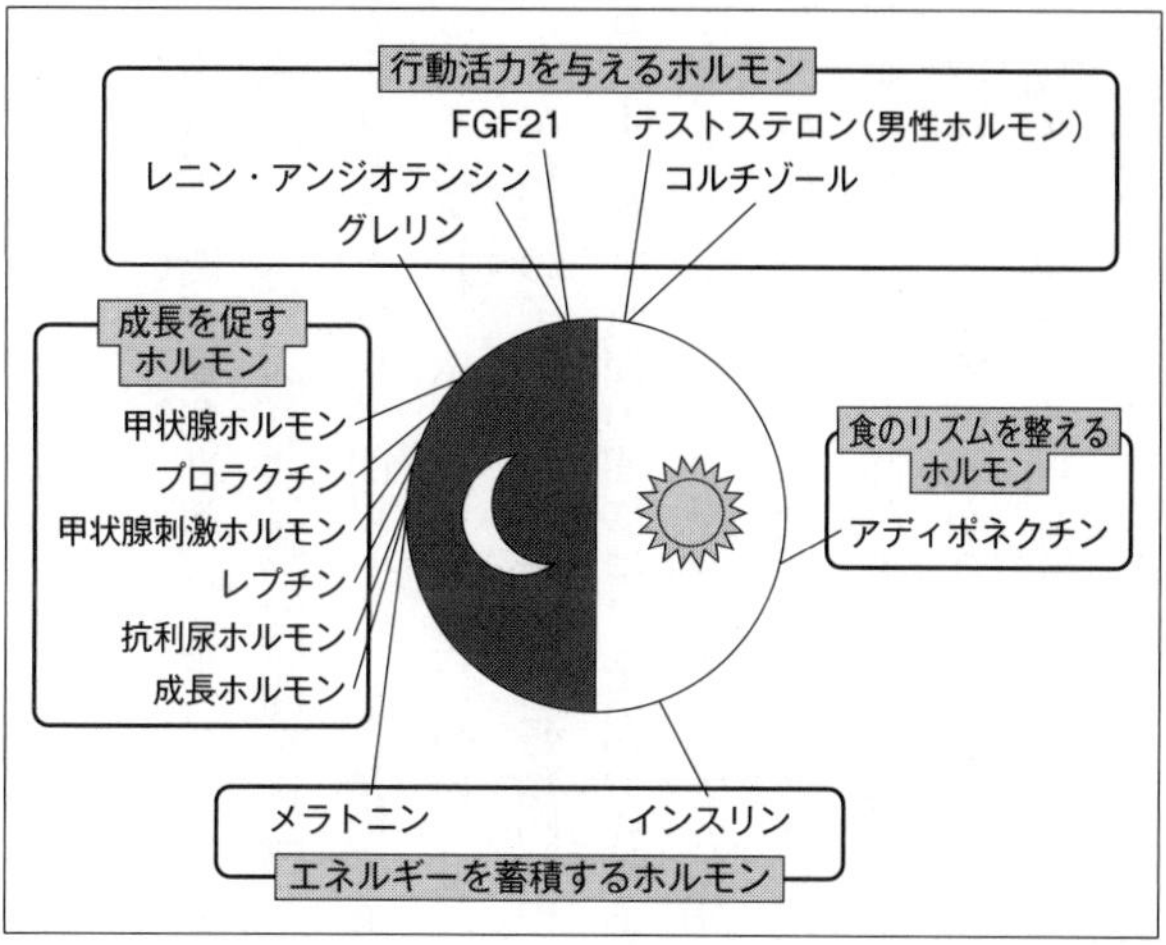

持って分泌されます（図15）。ですから、成長期によく眠る子はよく育つ、すなわち成長することになります。成長ホルモンが夜に分泌されるのは、紫外線のために遺伝子が傷つく可能性が少ない夜の間に栄養をせっせと貯め込んで、安全に遺伝子や細胞の複製を行なおうとする時計遺伝子の影響です。

大人になってからの成長ホルモンの不足は、肥満と関係します。「成人成長ホルモン分泌不全症」という病気ではメタボの体質、つまりおなかポッコリの「悪い肥満」になります。成長ホルモンはエネルギーを成長に使おうとして、脂肪細胞が脂肪を分解し放出することを促します。この作用が悪くなると、ダメな脂肪細胞になってしまいます。

富山大学の関根《せきね》道和《みちかず》准教授（現教授）は2008年、「富山出生コホート研究（富山スタディ）」において、幼児の睡眠時間を比較しました。それによると、3歳児では9時間未満の肥満リスクは11時間以上の1・6倍であること、また幼児の睡眠習慣は小学校に入っても持ち越され、小学校4年生において8時間未満の子供の肥満リスクは1・4倍となり、また夜型の子供たちは睡眠不足に陥りやすいことがわかりました。

BMIと睡眠時間の間にはU字の関係にあります。それは、第1章で紹介したBMIと死亡率、炭水化物からの摂取エネルギーと死亡率のグラフ同様、Jに近いUを描き、7～8時間あたりでBMIは最低値を取ります。

睡眠不足のほうが、睡眠過多より肥満には大きな影響があります。なぜ寝ないと太るのかについては、脂肪細胞から分泌される「食欲抑制ホルモン」レプチンと、日本人が発見した胃から分泌される「食欲増進ホルモン」グレリンの関係から説明することが多いようです（139ページの図15）。たとえば、二つのホルモンの分泌量が睡眠時間によってどう変化するかを検討した研究によれば、10時間睡眠を2日間続けた場合に比べ、4時間睡眠を2日間続けた場合はレプチンの分泌量が減少し、グレリンの分泌量が多くなりました。

しかし私は、そのことが睡眠時間が短いと太る原因と考えるのは短絡的だと思います。この実験は2日間の結果ですし、ホルモンの変化がずっと持続するのか、またこのホルモンの動きが肥満に影響するのかも実証されていないからです。私は、夜間の十分な睡眠が奪われることで時計遺伝子が狂い、その支配下にあるエネルギーの出し入れにかかわる多くの遺伝子の働きが不調になることが原因であると考えています。

「食欲増進ホルモン」グレリンは〝正義の味方〟!?

空腹時におなかが「グー」と鳴ることがありますが、これはグレリンの作用です。空腹の状態になると胃からグレリンが分泌され、食べたいという気持ちを起こさせるのです。ですから、その反応はきわめて自然なことであり、恥ずべきことではありません。

グレリンは食欲を増進させるホルモンというだけで悪玉ホルモン扱いされていますが、それは間違いです。おなかが膨れているのにグレリンが分泌されることはありませんし、食べ続けてしまうのもグレリンのせいではありません。

グレリンが分泌されることが前提になって、そのあと食べ物が消化管に入ってきた時に、すばやく腸からホルモンのインクレチンが分泌されます。インクレチンは膵臓に働きかけてインスリンの分泌を促し、さらに胃の蠕動《ぜんどう》を抑え、脳に働きかけて食欲を抑えます。ここにもホルモンの連係プレー、フィードバック機構が存在します。

近年、インクレチンの注射剤が臨床で使われ、血糖を下げるだけでなく体重を落とす効果があることが示されています。患者さんは「食欲が落ちたというより、興味がなくなった。食べなくてもいいと思えるようになった」と言います。さらに、私たち慶大腎内代は、グレリンが骨格筋や腎臓のミトコンドリアを元気にすることを明らかにしました。グレリンを投与することで、老化ラットのサルコペニアや腎臓病が改善したのです。

このように、食欲増進ホルモンのグレリンは〝正義の味方〟です。人間は、空腹の時間を持つことが大切です。その結果、食べたいと思って食べる時には、自然に一定のところで食欲が収まるようにわれわれの体はできているのです。脂肪細胞のミトコンドリアが元気になることが、「いい肥満」にとって大切ですから、グレリンは「いい肥満」にしてくれる頼もしいホルモンです。

脳の「中枢時計」、腸の「末梢時計」

多くの人が時計を携帯していなかった時代、教会の鐘《かね》、小学校の大時計、家の柱時計など基準となる時計が、村の中央、校舎の中心、家の大黒柱にありました。

いっぽう、人体のすべての細胞は時計遺伝子を持ち、独自に振動できますが、それらが同期することで、はじめて体が機能します。この、体の基準となる〝親時計〟が、視交叉上核の時計です。脳にある時計ということで「中枢時計」と言います。

「中枢時計」の時刻情報は脳から主に二つの経路を使い、体内の臓器にある「末梢時計」に伝えられます。その経路の一つが血液を流れるホルモンで、その代表的なものがストレスホルモンとして知られている「コルチゾール」です。もう一つの経路は交感神経系です。交感神経系は、神経伝達物質「ノルアドレナリン」により活性化します。これらによって、「末梢時計」は「中枢時計」と基本的に同期しています（145ページの図16）。

血液中のコルチゾールやノルアドレナリン濃度は朝に高く、夕方に低くなります（139ページの図15)。しかし「中枢時計」が乱れて、コルチゾールが過剰に分泌されたり、交感神経が異常に活性化されたりした場合(俗に「緊張してアドレナリンが出る」状態)、インスリン抵抗性が起こり、脂肪細胞からは脂肪が分解されてFFAがだらだらと放出され、脂肪組織をはじめ、さまざまな臓器に炎症が起こって「悪い肥満」になります。コルチゾールは副腎から分泌されますが、副腎に腫瘍《しゆよう》ができてコルチゾールが過剰に分泌される「クッシング症候群」では、内臓脂肪が増えます。

「中枢時計」の時刻を合わせる「光」とは独立して、強力に「末梢時計」に影響を与えるものが「食」の刺激です(図16)。われわれは「食べるために生きている」のですから、「食」の信号は何物にも代えがたいものです。われわれは通常、日光の動きに合わせて食事をしますが、食の刺激と光の刺激が一致しない場合、臓器によっては「食」の刺激を優先します。特に栄養代謝のセンターである肝臓の時計は、栄養刺激によって大きな影響を受けます。〝背に腹は代えられない〟のです。

時計遺伝子の*Clock*や*Bmal1*が働かなくなったマウスはリズムを消失しますが、食事を規則正しく与えると、ある程度リズムが回復します。海外旅行などで経験する「時差ぼ

図16「中枢時計」と「末梢時計」の同期

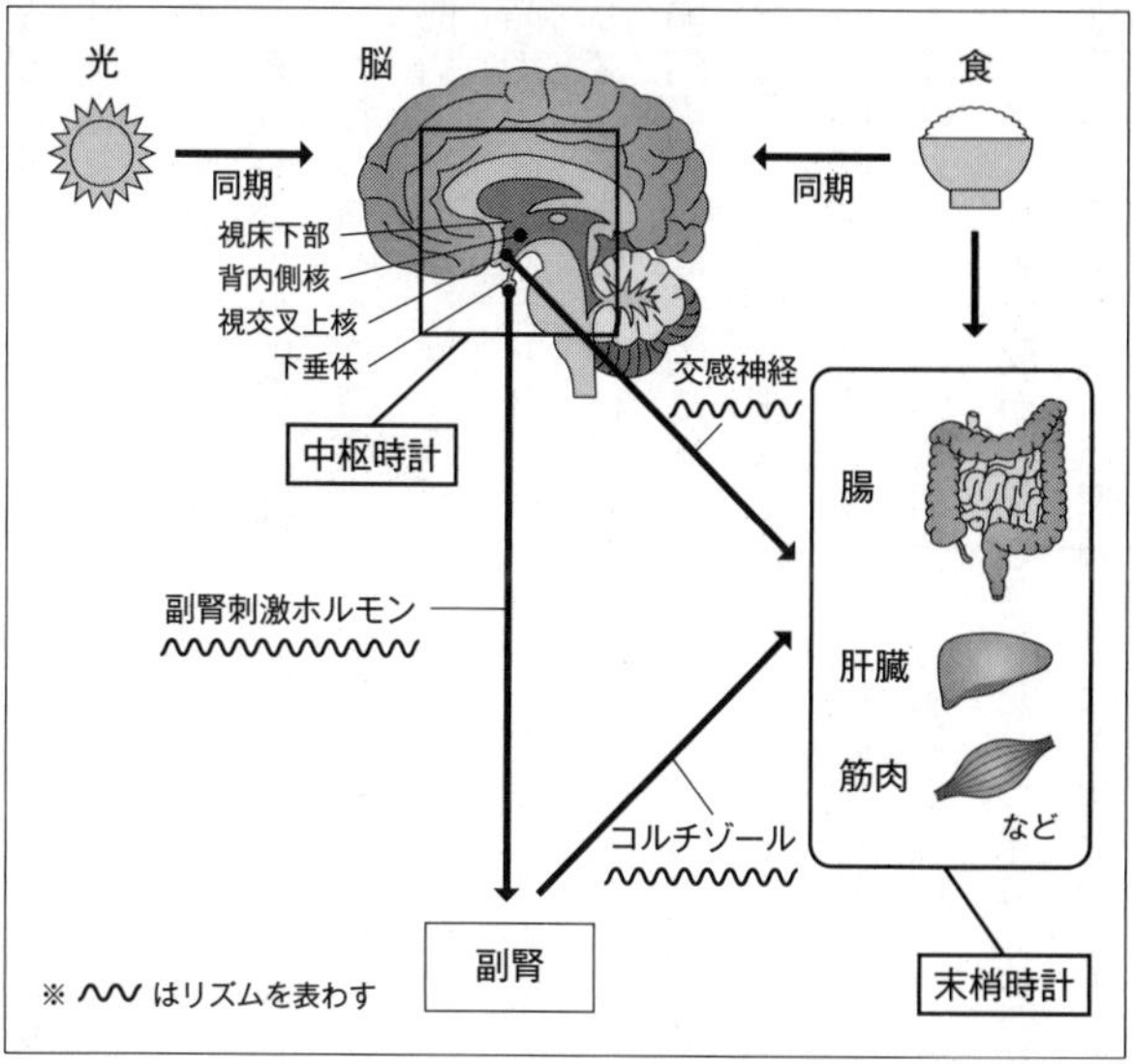

け」は、光による時計と食による時計の〝食い違い〟のために起こります。

人間の時間、腸内細菌の時間

われわれの消化管の中には1000種類以上、約100兆個の腸内細菌が生息しています。単純糖質など消化しやすいものは上部消化管（胃や小腸など）で消化吸収しますが、複合糖質（食物繊維）は消化できないため、下部消化管（大腸）に流れ、そこに大量に生息している腸内細菌のエサになります。彼らがいつどんなエサがもらえるかは、われわれの「食」にかかっています。

腸内細菌にも概日リズムがあります。腸内細菌が食べたものの残りかす（代謝産物）がわれわれの体に吸収されて、血管を通してホルモンのようにさまざまな臓器に働きかけます。あるいは腸の周りの神経に働いて、神経の活動を制御します。ですから、腸内細菌は、われわれの多くの疾患——花粉症などアレルギー疾患、がんや肥満や糖尿病など生活習慣病、パーキンソン病やうつなど精神神経疾患——にかかわっています。

腸内細菌の概日リズムは、人間の時間に左右されます。逆に、肝臓や腸は腸内細菌の概日リズムの影響も受けています。

腸内細菌には昼間に活動する細菌と、夜に活動する細菌がいます。高脂肪食を食べさせ続けると、活動期の細菌が休んでいる時まで活発でいることが知られています。時差ぼけの時、腸内細菌も変化します。腸内細菌を持たない無菌マウスに、時差ぼけの腸内細菌と時差ぼけしていない腸内細菌を移植して比較したところ、時差ぼけの腸内細菌を受け取ったマウスは内臓脂肪が増加しました。つまり「悪い肥満」になることが示されました。腸内細菌のリズムも「いい肥満」には大切なのです。

時間栄養学

私の母校の大先輩である日野原重明《ひのはらしげあき》聖路加国際病院名誉院長は１９１１年に生まれ、残念ながら、２０１７年に１０５歳で延命処置を拒《こば》まれ、大往生されました。患者さんの健康長寿を助ける医師としての鑑《かがみ》です。日野原名誉院長は日頃から、ステーキが好きだとおっしゃっていました。もちろんステーキを食べたから長生きされたわけではなく、ステーキが食べられるほど腸が丈夫であったから、健康長寿を全うされたのです。

腸は〝貪欲〟であるとお話ししましたが、「悪い肥満」の原因は腸の不調にあります。腸に炎症が起こると、その影響が内臓脂肪や肝臓におよび、悪玉アディポサイトカインを分泌して、さまざまな病気が引き起こされます。腸の炎症が、腸の時計と腸内細菌の時計を狂わせることが原因です。

抗加齢物質として紹介したＮＭＮは、腸の細胞でも産生されています。腸の細胞は３〜４日で新しいものに置き換わり、このターンオーバーが腸の若さを保ちます。ＮＭＮで活性化されるサーチュインは、腸の細胞の生まれ変わりを促進することが知られています。

文字通り、丈夫な〝腹時計〟を持つことが「いい肥満」に直結するのです。前述のカロリー制限による寿命の延長は、腸の時計が狂わないからだと私は考えています。

これまでの栄養学は「何を食べるか」「何を食べてはいけないか」ばかりが強調され、さまざまな「〇〇ダイエット」が提案されてきました。しかし近年、時計遺伝子の解明が進み、「どのタイミングで食べるか」も大切であることが認識されるようになりました。「時間栄養学」という考え方です。肥満をすべて「悪」として避けるのではなく、「いい肥満」を目指すには、この考え方はとても重要です。

「やる気」を作るホルモン

昼はしっかり活動して夜はしっかり休む。そんなメリハリあるリズムを刻むには昼の間、持続的に「やる気」を持つ、すなわち意欲旺盛でなければなりません。この「やる気」を作り出すホルモンが〝正義の味方〟グレリン、そして覚醒と食欲を増進させるオレキシンです。

両ホルモンは、私が親しくしていただいている2人の研究者、久留米大学分子生命科学研究所の児島将康《こじままさやす》教授と筑波大学国際統合睡眠医科学研究機構の柳沢正史《やなぎさわまさし》機構長・教授によって発見されました。グレリンは1999年、オレキシンは1998年に発見されました。

どちらのホルモンも「食」に関係が深く、食べ物にありつけそうだということが意欲となって活動性が維持されます。オレキシンの作用が働かなくなったマウスは行動が不安定となり、思いつきの行動パターンやメリハリのない行動を示します。実際、オレキシンの作用を弱める薬剤が、睡眠剤として臨床で使われています。

いっぽう、グレリンの作用が働かなくなったマウスは自発的な運動が低下しました。どちらのマウスも食べ物を求めて動こうとする意欲がなくなります。空腹の刺激は、食を促すだけではなく、運動する意欲も増すのです。われわれはあまりにおなかが減ると、仕事をする気持ちが失せてしまいますが、すこし空腹気味のほうがパフォーマンスは上がるのではないでしょうか。

このような「食」に関連した「やる気」のリズムをコントロールしているのは、脳の視床下部の背内側核《はいないそくかく》です。背内側核は前述の視交叉上核と並ぶ、重要な「時」のコントロールセンターということになります。おもしろいことに、この視床下部背内側核で、サーチュインが活性化するとオレキシンが働き、交感神経を介して脂肪細胞でのNMNの合成が高まり、「いい肥満」を作ります。「やる気」「メリハリ」は「いい肥満」につながるのです。

体温と血圧で知る「体のリズム」

われわれの生物時計の〝調子〟を簡単に知ることができるのが、1日における体温と血圧の動きです。1日の体温のリズムを知ることは意味があります。昨今、新型コロナウイルス感染症対策による非接触型の体温計が街に溢れ、われわれは体温の動きに敏感になりました。これを機に、発熱した時だけ体温を測るのではなく、1日の体温の動きを把握しておくことをおすすめします。

それでは、血圧はどうでしょうか？「時間生物学」が医学に応用されたのは1943年、ハーバード大学のゴールドウィン・ピンクス教授がストレスホルモンとして紹介したコルチゾールの産生に日内変動のあることを明らかにしてからです。その後、1969年にミネソタ大学のフランツ・ハルバーグ教授は、血圧が１日のなかで変動することを発表しました。

私はホルモンが血圧におよぼす研究をしていますので、この領域には親近感があり、興味を持っています。血圧は朝起きた時がもっとも高く、日中高いレベルが維持され、就寝と共に下がります。活動すれば血圧が上がるのは当然と思われるかもしれませんが、血圧は時計遺伝子に駆動されて、そのような動きになっているのです。その結果、われわれは快適に昼間活動でき、安らかに眠れるのです。

副腎や腎臓にある時計遺伝子は塩分の出し入れを制御し、また血管にも生物時計があり、その収縮をコントロールしています。ですから、血圧の動きを知れば、生物時計の〝調子〟がわかるのです。

高血圧は、新型コロナウイルス感染症など感染性疾患以外の病気、いわゆるＮＣＤｓの中心疾患です。具体的には、収縮期血圧（いわゆる「上」の血圧）が１４０㎜Hg以上、拡張期血圧（いわゆる「下」の血圧）が90㎜Hg以上を高血圧と診断しています。高血圧は日本人のＮＣＤｓによる死亡原因において、喫煙に次いで第２位であり、心血管疾患に限れば断トツの第1位です。ちなみに、第3位は運動不足、第4位が高血糖です。日本では現在、4300万人の患者さんがおり、これはあらゆる疾病のなかで最大数です。このうち、うまく血圧がコントロールされている方は約1200万人です。

血圧は値が高くなればなるほど健康リスクは上昇しますが、実は血圧変動リズムも重要です。血圧は通常、夜に低下します。たとえ高血圧でも、このリズムが保たれている人はまだ〝良性〟であり、このタイプは「ディッパー型高血圧」と呼ばれます。「ディイップ(dip)」は「潜る、沈む」という意味で、夜に血圧が低くなることを示しています。

いっぽう、夜も血圧が昼同様に高い人は「ノン・ディッパー型高血圧」と呼ばれ、〝悪性〟とされ、かなり危険です。さらに、夜のほうが昼より高い人は「ライザー型高血圧」と呼ばれ、これは超危険です。「ライズ(rise)」は「上昇」を表わしています。

「ノン・ディッパー型高血圧」の人は心臓や腎臓が弱り、体から十分な塩分や水分を排泄することができません。また、自律神経のバランスが悪い人、たとえば糖尿病で神経障害がある人や「悪い肥満」では、交感神経系が高ぶっていることが多いため、「ノン・ディッパー型高血圧」になりやすくなります。うつ傾向の人も自律神経の失調があり、同様な血圧パターンになります。また高度肥満になると、気道が圧迫されて睡眠時無呼吸になりやすく、無呼吸時に交感神経系が活発となり、やはり「ノン・ディッパー型高血圧」になりやすくなります。

また、血圧を測るたびに、値が大きく異なる方がいらっしゃいます。この血圧変動が大きいことも生物時計の狂いの表われであり、最近では、血圧の絶対値とは別に危険要因と考えられるようになっています。

ですから、自分の夜間の血圧がどうなっているのかを知ることはとても重要です。日本は世界でもっとも家庭血圧計が普及していますが、最近ではウェアラブルの腕時計型の血圧計も開発されています。こうしたデバイスを用いて、高血圧の人に限らず、自分の血圧の１日の動きおよびリズムを知ることが、今後は健康管理のニューノーマルになるでしょう。

朝食を摂る人は病気になりにくい

「光」と「食」の同期は、体のリズムを保つために大切です。だから、朝食は重要なのです。「朝食（breakfast）」の「break」は「破る」、「fast」は「空腹、飢餓状態」ですから、まさに眠っていた体、特に腸を起こすためには朝食を摂ることが必要なのです。

朝食を抜くことは肥満、高血圧、糖尿病のリスクになるという調査報告は、洋の東西を問わず、10年以上前から発表されています。さらに、10万人近くにおよぶ全国各地の調査で、朝食を1週間で0〜2回摂取する人は、毎日摂取する人に比べて脳出血の発症が有意に高くなることも発表されています。脳出血は高血圧が主な原因であり、特に朝、急に血圧が高くなる「モーニングサージ」は脳出血の引き金となります。「サージ（surge）」は急上昇という意味です。朝食は朝日と共に、人間のリズムを整えるために重要なのです。

ところで、ダイエットをしてもリバウンドすることは、もはや常識です。しかし、多くの調査において、ダイエットした人の約20％は1〜3年後も体重10％減を保つことができていることが、報告されています。逆に言えば、その程度しかダイエット効果は続かないということでもありますが……。

では、どのような人が体重減を維持できたのでしょうか？　調査によれば、①1日1時間程度運動をする、②低カロリー・低脂肪の食事をする、③体重を継続して測る、④ウィークデーとウィークエンドの食事の差をつけすぎない、が挙げられています。ここまでは「さもありなん」「それができないから困っている」と言われそうな項目ばかりです。しかし、⑤はやや毛色が異なります。それは、朝食を規則的に摂る、です。

人間は「○○をしてはいけない」「○○を食べてはいけない」と言われても、なかなか長続きしません。我慢を強《し》いられることは継続できないのです。しかし、朝食を食べたほうがいい、すなわち「してはいけない」ではなく「したほうがいい」なら受け入れやすいのではないでしょうか。少なくとも心理的なハードルは下がります。

朝食は生物時計を夜から昼のリズムに切り替え、メリハリのある生活リズムを作ってくれます。それによって「悪い肥満」は避けられ、「いい肥満」を維持できるのです。

就寝前の夕食は「悪い肥満」を作る

それでは、夕食はどうすればいいのでしょうか？

平均26歳のボランティア20人（BMI平均23）を対象に、就寝23時に対して夕食を18時と22時に摂った場合を比較する研究が、ジョンズ・ホプキンス大学で実施されました。

その結果、同じカロリーを摂取しても、食後の血糖の上昇は18時に夕食を摂った場合に比べ、22時に摂ったほうが大きく、脂肪細胞における脂肪の分解・燃焼と筋肉などでの脂肪の取り込みが遅れることが示されました。しかも、夕方には下がるはずのコルチゾールの分泌がいっこうに低下しないことが観察されました。コルチゾールはインスリンに対抗するホルモンですから、インスリン抵抗性が生じます。その結果、糖の利用が落ち、脂肪細胞の働きが鈍ったと考えられます。

われわれの生物時計は、1日の最後の食事と就寝時刻の間に一定の時間があることを前提に作られています。そのため、就寝前の食行動は生物時計を狂わせ、「悪い肥満」を作るのです。

どうしても夕方に時間を摂れない人は、なるべく寝る前に「食」の負荷が体にかからないように、すこしだけ早めに食べることでおなかを膨らませ、就寝前にドカ食いしないようにしましょう。

運動は朝食後か、夕食前か？

「患者さんに甘い」と言われている私ですが、内臓脂肪がどんどん増えていく中年男性に対しては「困りましたね。これは『悪い肥満』のパターンです」とお話しします。すると、多くの方は「コロナ禍で運動不足になってしまいました。明日から運動してやせます！」と言われます。

しかし残念ながら、運動そのものにはダイエット効果はほとんど期待できません。とはいえ、運動は確実にインスリン抵抗性を改善させますから、たとえ体重が変わらなくても、「悪い肥満」から「いい肥満」に向かいます。

たとえば筋肉トレーニング（筋トレ）で筋肉量を増やすことができれば、筋肉でのエネルギー消費量が増えて血糖が低下します。加えて、脂肪細胞の脂肪が燃焼し、脂肪細胞が活気づいて「いい肥満」へと変わります。さらに、成長ホルモンの分泌も増加します。成長ホルモンは脂肪を燃焼させ、アミノ酸からタンパク質を作ります。ですから、高齢者の場合、筋肉の保持やサルコペニアの防止に役立ちます。まさに〝いいこと尽《ず》くめ〟です。

運動をすると体にストレスがかかり、副腎や神経細胞からコルチゾール、アドレナリン、ノルアドレナリンがたくさん分泌されます。あまりに強い運動、かつ本人があまりしたくない運動（体育会系の〝しごき〟など）を行なうと、こうしたストレスホルモンが分泌されすぎて、時計遺伝子の波動パターンを変えてしまいます。そのような運動は「いい肥満」「悪い肥満」の考え方からは好ましくありません。やはり、楽しく運動できることが大切です。

ただ、筋トレなどはすこし「きつい」と思える強度のほうが筋力を鍛えるのには好ましいですから、「きつい」ことを楽しめる境地になれるのが理想的です。また、途中に休息などインターバルを入れて反復したほうがホルモン分泌が長続きし、脂肪の燃焼が続くという報告もあり、おすすめです。

それでは、運動はいつ行なうのがいいのでしょうか？

アスリートにとって、朝・昼・夕の競技でどれがいい結果を生むかは大きな問題です。運動の種類によってさまざまですが、総じて朝より夕方のほうが良好なパフォーマンスが得られることが多いようです。たとえば50ｍ競泳では、朝や昼より夕方のほうが良い記録が出たとの調査もあります。ジャンプ力も夕方のほうが大きくなるようです。ちなみに、

2021年の東京オリンピックでは、多くの競技が夕方から夜に行なわれました。

一般人の健康維持のための運動はどうでしょうか？

単純に言い切ることは難しいです。朝型の人、夜型の人が存在するのは事実ですし、それによって運動効果が異なるからです。朝型・夜型は「クロノタイプ」と呼ばれ（「クロノ」は「時間」の意味）、夜間睡眠の中央値の時刻で判断されます。人間はおおむね幼児の時は朝型ですが、20歳頃までに夜型に移行してピークを迎え、その後は年齢を重ねるごとに、再び朝型に変わっていきます。また、一般的に男性は夜型の傾向が強いのですが、女性も閉経後は夜に強くなり、同年代だと男性のほうが早く就寝するようになります。

朝、光を浴びることで生物時計は進み、夜に光を浴びると生物時計が遅れるとお話ししました。運動の刺激も同様です。朝の光と共に朝食を摂り、朝に運動をすることは朝型の体を作り、生物時計はよりパワーアップすると思われます。逆に就寝直前の運動は夜のメラトニン分泌の時間を遅らせることになり、夜の熟睡の妨げになります。

もちろん、一般人にとって朝の運動は難しいことが多く、仕事が終わったあとに夕方から夜にかけて運動するほうが都合のいいこともあるでしょう。その場合、あまり遅くない時間に夕食をしっかりと摂り、運動をして空腹を作ってから熟睡すれば、夜の成長ホルモンによる脂肪燃焼と筋肉増強も期待できます。

運動は、意識して大きな筋肉を使うように心がけましょう。たとえば大腿四頭筋《だいたいしとうきん》を使うスクワット運動や大胸筋《だいきょうきん》を使う腕立て伏せなどが望ましいです。私はコロナ禍になってから、スマホにアプリ「7 Minute Workout」をダウンロードして、7分間の運動を毎日欠かさず、ずっと続けています。これは、30秒のさまざまな運動・12種類が1セットとなっているため、毎日違った組み合わせができて、飽《あ》きることなく、時間も取らずに継続できています。

母親のリズムと「人生最初の1000日間」

日本では女性の痩身《そうしん》願望が強く、その平均体重は減少傾向にあり、やせ（BMI18・5未満）が先進国で突出して多い状況にあります。2016年の国民健康栄養調査では、20代の女性のやせの割合は22・3％でした。ちなみに65歳以上の低栄養傾向（BMI20未満）の割合は16・7％であり、こちらも見過ごせない問題です。

やせている女性が妊娠・出産し、さらに高齢出産も重なると、新生児の低体重につながります。出生時の体重が2500g未満の低出生体重児の割合はどんどん増えており、2016年では男児8・3%、女児10・6%になっています。

驚くべきことに、低体重で生まれた子供たちは将来、いわゆる生活習慣病、NCDsになる可能性が高くなります。肥満、高血圧、糖尿病、冠動脈疾患、脳卒中、脂質異常など「悪い肥満」によって起こる病気が発症しやすくなり、さらには慢性肺疾患、行動異常、うつ病、統合失調症、乳がん、精巣がんなども増える可能性が指摘されています。

私たち慶大腎内代は、生下時体重が低いほど、インスリンを分泌する膵臓の内分泌細胞であるβ《ベータ》細胞の数が少なく、糖尿病の発症のリスクが高まることを慶應義塾大学病院で膵臓の手術を受けた患者さんで明らかにしました。また、慶應義塾幼稚舎、同中等部に通う学生の10年以上の追跡調査から、出生体重によって成人期の腎機能障害を予測できることも明らかにしました。

私は、母親のやせだけでなく、母親の生活リズムも子供の健康に影響を与えると考えています。シフトワーカーなど生活リズムを一定に保ちにくい人は日勤労働者に比べ、脳卒中や冠動脈疾患の死亡リスクは2倍以上、前立腺がん3・5倍、乳がん2・6倍になること、睡眠障害によるうつ病など精神病リスクが高まることが知られています。また、シフトワーカーの母親から生まれた子供が低出生体重児になる確率が高くなることが、20万人におよぶ62の臨床調査で示されています。その結果、生活リズムが乱れた母親から生まれた子供は「悪い肥満」になることが考えられます。

胎児は「光」を感じることができません。マウスの在胎期間は約20日ですが、16日目には胎児のリズムが形成されます。この時の胎児のリズムは、母親の「食」の情報をもとに作られます。具体的には、母親の食事の時刻や内容が、さまざまなホルモン、栄養素、代謝物の変化として胎盤を通じて胎児に伝えられ、その情報をもとに胎児は自らの時計を作っていきます。胎児の期間だけ時計遺伝子*Bmal1*が働かないようにしたマウスは成長後、動脈硬化などの障害が出現することも報告されています。

いっぽう人間の場合、出生後13〜15日頃には目が開き、「光」を感じ取れるようになり、「光」による同期が始まります。しかし、出生後4週間目ぐらいまでは、母親からの授乳が大切な「時」の情報になります。また、コルチゾールの分泌のリズムは生後9週目ぐらいに出現してきます。

おもしろいことに、乳房の脂肪細胞では抗加齢物質ＮＭＮが作られており、母乳に分泌されています。母乳には高濃度のＮＭＮが含まれているのです。この母乳内のＮＭＮ濃度にも日内リズムが存在します。

近年、子供の知能発達において母乳の栄養の重要性が認識されています。私たち慶大腎内代は、母乳からＮＭＮがリズム良く補給されることが胎児の発育に大切であると考え、母親の生活リズム障害が母乳のＮＭＮ濃度にどう影響するかを今後、調査していきます。各人さまざまな事情があると思いますが、私は授乳をすべて人工乳に頼るのではなく、すこしでも母乳を加えるほうがいいと考えています。

前述したように、腸内細菌にもリズムがあります。慶大腎内代は最近、母親の腸内細菌が胎児の発育に大きな影響を与えることを動物実験で明らかにしました。腸内細菌を持たない無菌マウスが妊娠・出産すると、その子供は低出生体重でした。その子供の膵臓を調べると、インスリンを分泌するβ細胞の量が減っており、交感神経の発達も悪いことを見出しました。これは、母親の腸内細菌が作る代謝産物（血糖を下げたり、脂肪を燃焼させたりする短鎖《たんさ》脂肪酸など）が胎盤を通じて胎児に届けられ、膵臓や神経など胎児の発育に影響していることを示しています。母親の生活リズムが乱れると腸内細菌のリズムも乱れ、それが胎児に影響すると考えられます。

近年、「人生最初の1000日間」の意義が注目されています。これは受精後の1000日間、すなわち胎児から出生後2〜3歳までに起こることが、その後の人生に大きな影響を持つことを表わしており、医学的にも明らかにされつつあります。

社会全体で妊婦さんや出生児を取り巻く生活環境を整え、母子共に健《すこ》やかな生活リズムを持てるようにすることが、次世代の健康維持のためには大切なのです。

第6章

〝正しく〟太るために

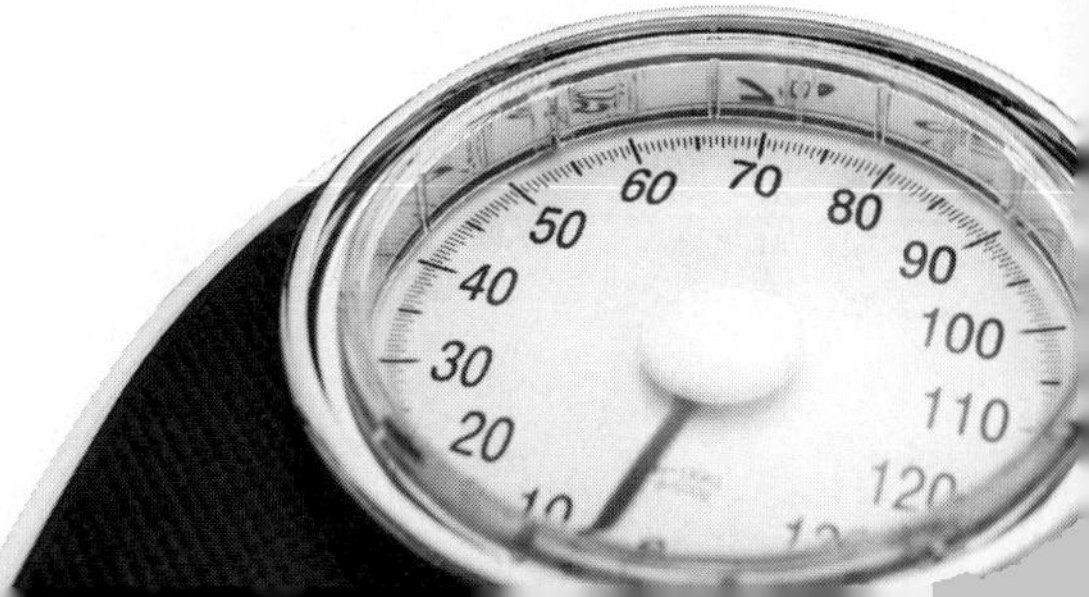

海のほか何も見えない時に、陸地がないと考えるのは、けっしてすぐれた探検家ではない。

――ベーコン『学問の進歩』

幸福のリズム感

リズムを作らなければ生物は生きていけないと前章でお話ししましたが、リズムは古来すべての人間に共感される「感覚」です。リズムは、五感《ごかん》（視覚、聴覚、嗅覚、触覚、味覚）のうちのどれか一つで感じ取るものではなく、そのすべてを通じて享受できるものです。「リズムがいい」と感じられる時、われわれの体は芯《しん》から調子がいいのです。

生体のリズムを良くするには十分な睡眠が必要ですが、音楽の心地《ここち》好《よ》いリズムに聞き入ると眠りに誘われることは、生物にとってきわめて自然な営《いとな》みです。リズムのいい音楽に乗って体が自然に動いて踊ってしまうことも、運動が体のリズムにとって大切であることと表裏の関係にあります。気功《きこう》やヨガの所作にもリズムがあります。

では、食事はどうでしょう？　「リズムがいい食事」と言っても、イメージしにくいかもしれませんが、コース料理がヒントになるでしょう。時間をかけて、さまざまな品が出てくるのを待ちながら、楽しく食べ進んでいく。その流れはまさにリズムです。また日常の食事にも、季節ごとの旬の料理を楽しむなどアクセントのある食材を食べる、またその食べ方や食べる速度のリズム感も大切です。

哲学者の鷲田清一《わしだきよかず》大阪大学名誉教授は「動作のまばらな現象のなかに、しるしを刻みつけること、くりかえし現われるしるしを刻みつけること、つまりは有徴のものと無徴のものの絶えざる交替を運動として持続させること。ここにリズムが生まれる」と述べています（鷲田清一著『「ぐずぐず」の理由』）。私は、このリズムの意味合いを、前述のホルモンのように、二つの相対するものが抑制し合い、その繰り返しのなかで全体として存続すること、と解釈しています。

いっぽう、劇作家・評論家の山崎正和《やまざきまさかず》大阪大学名誉教授は著書『リズムの哲学ノート』のなかで、「相互依存性こそ二組の対立がそれぞれリズムの関係にあることを物語り、当然、そのリズムが習慣の連鎖をかたちづくることを示唆している。（中略）複数の過去、複数の観念の相互の繋がり方にはリズミカルな関係があって、それを繋いでいるのが習慣だ」としています。確かに、生活習慣病予防はリズムが鍵を握っています。また「もし人生が刻々の過去によって刻々の現在として区切られていなかったら、おそらく現在は弾みも緊張もない退屈な時間の継続に陥るだろう」とも述べています。

このように、リズムは「動《どう》」と「静《せい》」の組み合わせ、メリハリで生まれます。ですから1日の生活、あるいは1カ月・1年の行動計画をいくつかのまとまりに分け、まず一つのまとまりに挑戦する。はじめと終わりがわかっていれば思い切って集中でき、また夢中になれます。その後、すこしのオフを入れてリフレッシュ。リフレッシュ後は、新たなタスクやイベントにワクワク感を持って再び挑戦していくのです。これなら継続しやすいだけでなく、「健康感」、さらには「幸福感」を強めることが可能です。

私は講演などで、幸福感には微分・積分が大切であるとお話しします。すなわち、過去にワクワクできたこと、楽しかったことの記憶の蓄積（積分値）が、将来もきっと同じような楽しいことが起こるに違いないという予感を生み、しかも明日は今よりさらに良くなっていくはずだ（微分値）という期待感が湧《わ》いてきます。これは幸福感につながります。

私は、「人生をワクワクして生きること」こそ、健康の原点であると信じています。これを医学的に言えば、ストレスホルモンのコルチゾールやアドレナリンやノルアドレナリンが出すぎず、やる気ホルモンのオレキシンやグレリンが適度に分泌される状態ということになります。そして、昼のセロトニン、夜のメラトニンがメリハリ良く分泌され、本家の脂肪細胞からアディポネクチンやNMNが十分に分泌される生活環境が「いい肥満」につながります。そのためには、「リズムを作り、うまく乗る」ことが大切です。

最後に、「いい肥満」になる方法を簡潔、かつ具体的な10カ条にまとめました。

「いい肥満」を作る10カ条

その1 脳を満足させる「グルメ・ダイエット」

何度も述べていますように、「食欲」は悪ではありません。「おいしいものを食べること」は、私たちをもっとも単純に楽しい気持ちにさせてくれます。

脳にはリズム、やる気、食欲などを制御する視床下部を取り囲むようにして、「報酬系」と呼ばれる部分があります。この神経領域は、欲しいものを何としてもゲットしようとするドーパミンが支配しています。食の喜びはドーパミンにより作られます。しかし、だらだら同じ内容の食べ物を続けると、その快感は薄らいでいきます。ドーパミンは〝飽きっぽい〟のです。実際、ドーパミンを抑制する薬剤は精神安定剤として使用されています。物への執着を抑制するわけです。

このドーパミンの作用が障害され、どんどんドーパミンが出てしまう状態が「依存症」です。同じものでは飽きてしまい、より強い刺激を求めるようになります。具体的には麻薬依存、アルコール依存、タバコ依存などですが、脂肪依存——ラーメンなど脂っこいものが欲しくなる——も存在します。これは、麻薬依存に次ぐ強さです。脂肪は生物にとって大切なものだからです。ですから、脂っこいものが欲しいと思うのは体が元気な証拠でもあります。

重度の肥満になると食への依存性が出現して、食べることが「やめられない、止まらない」状態になります。こうなると、もはや快楽は満腹感でしか得られなくなります。味を楽しむことでは満足できないのです。しかし、満腹は本人にとってはつらく、ストレスになります。これはストレスホルモンの分泌を高め、食への依存をますます強めます。いわゆる「ストレス食い」です。こうして、「悪い肥満」が生まれます。

ですから、さまざまな食事の品を風味、見た目、匂《にお》いまで楽しみ、適度な満腹感を保ちながら食べれば、栄養素をバランス良く摂ることができます。これは「食のいいリズム」を生み出し、「いい肥満」へと向かいます。

私は、グルメの人は「悪い肥満」にならないと考えています。グルメの人はさまざまな料理を食べますが、量ではなく味に満足しているため、「悪い肥満」にならずに、うまく太ることができます。やせるために食べることを我慢して、かえってストレスを感じてしまっては逆効果です。そこで、脳が満足する、おいしいものを適量（けっして多すぎない量）食べる「グルメ・ダイエット」を推奨します。「ダイエット」という言葉はあまり使いたくないのですが……。

私は懐石料理を食べた際、途中で満腹になるのを恐れて1品ごとに食べ切ることをしなかったことがあります。店の方に「おいしくなかったのでしょうか？」と心配されたのですが、「いえいえ、大変おいしかったです。体調を考えて残させていただきました。申し訳ありません」と答えました。最近では、最初から量を減らしてもらっています。

その2　ゆっくり食べて、ホルモンリレーを完成させる

よく、食事にかける時間が短い人は太りやすいと言われます。食べることを与えられた課題や仕事のように考えると、それを時間的にクリアしなければならないという感覚に陥り、「食」が楽しみではなくストレスになってしまいます。ですから、意識して時間をかけて食べることが大切です。

腸からは食事にともない、多くのホルモンが順次分泌され、それらホルモン分泌のリズムがうまく同期すると、効率のいい消化・吸収につながります。体内で華麗なるホルモンリレーが完成します。それには、空腹の状態で胃からグレリンが分泌されることが前提です。そして体内に食べ物が入ると、腸からインクレチンの分泌がスムーズに起こります。インクレチンはインスリンの分泌を促し、それ以上食べたくないという気持ちを起こします。時間をかけて食べると、多食しなくても適度におなかが膨れるのはそのためです。

逆に、一気に食べると血糖が急上昇して、それを抑えるためにインスリンが急激かつ多量に分泌されます。すると食後2～3時間後に低血糖となり、また空腹となります。ですから、やや長めの食事時間を取り、その間に「食」を集中的に楽しむリズムが望ましいで

す。私は、どんなに忙しくても、最低30分の食事時間を取るようにしています。

その3　腸内細菌のために食物繊維を食べる

食生活が充足している日本人に唯一、摂取が不足しているのが、「第六の栄養素」とも呼ばれる食物繊維（複合糖質）です。摂取基準値は男性24～27g、女性19～21gです。食物繊維は穀類《こくるい》（未精製）、豆類、ナッツ類、果物、海藻《かいそう》、野菜それも特に根の部分（ゴボウ、タマネギ、大根）に多く含まれています。

われわれは食物繊維を消化することができません。胃や小腸を素通りして、大腸に大量に棲んでいる腸内細菌のエサになります。ですから、食物繊維を自分の栄養としてではなく、おなかに飼っている〝ペット〟である腸内細菌のために、もう1品食べることが大切です。そうすることで腸内細菌が元気になると、短鎖脂肪酸などが多量に作られ、腸からのインクレチン分泌を高め、血糖の上昇を抑えます。

朝食で食物繊維を摂ると、その効果は朝食時にとどまらず、昼食、夕食の血糖上昇も抑制できるという報告があります。このことからも、朝食をしっかり摂ることは、「いい肥満」につながることがわかります。

その4　空腹時間を持つ

食べている間のリズムだけではなく、1日を通じての食行動のリズムも大切です。

みなさんは毎日の生活のなかで「おなかが減ったなあ」と思うこと、あるいはおなかがグーと鳴ったことはあるでしょうか？「あまりおなかが減っていないけれど、昼食・夕食の時間だから食べよう」と義務や課題のように、食べていないでしょうか？

食行動のリズムを整えるには1日3食摂って、なお適度な空腹を感じることが大切です。空腹により分泌されるグレリンは成長ホルモンの分泌を刺激して、皮下脂肪細胞から脂肪を分解・動員してくれますし、ミトコンドリアを活性化します。空腹は、やる気ホルモンであるグレリンの力を発揮させるのです。それによって、次の食事への期待感も膨らませてくれます。ですから、自分なりの空腹時間を持てる食事の量、間隔を見つけるようにしましょう。

その5　朝食から夕食まで12時間以内

前述のように、時計遺伝子のリズムは昼と夜のリズムに合わせて作られ、昼に食べて夜に寝るという食行動に同期します。しかし、現代は食事を摂る時間が遅くなるだけでなく、不規則となり、実際の時間とずれることが往々にあります。この時差が「悪い肥満」を作ります。逆に言えば、たとえ食べ物が変わらなくても、食事時間を昼と夜にきちんと合わせるだけで健康になれます。

私が会長を務めた日本肥満症治療学会にお招きして食事をご一緒した、ソーク研究所のサッチダナンダ・パンダ教授は、1日の食事行動を10時間以内にする「時間制限食」の重要性を唱えています。実際、次のような研究結果も出ています。

たとえば、時計遺伝子の*Cry1*と*Cry2*が働かなくなったマウスは生体のリズムが乱れ、肥満になっていきます。肝臓には脂肪が沈着し、褐色脂肪は白色化（ホワイトニング）し、インスリン抵抗性になりました。このマウスに活動期の10時間だけ食事を与えることにしただけで、これらの異常は抑制され、アディポネクチンの分泌も増え、「いい肥満」になりました。

人間においても、メタボリックシンドロームの19人を対象に、スマホで食行動をモニターして1日10時間だけ食事を摂るようにしてもらい、3カ月間観察したところ、体重が減少しました。しかも、血糖上昇が抑えられ、中性脂肪は下がり、血圧も低下。逆に、熟睡感は上がりました。しかも、指示はしていないにもかかわらず、食事の量も自然に減っていました。

これは、食事時間を制限することで生まれた空腹時間に飢餓のシグナルが動き、時計遺伝子のループがうまく回転するからです。

とはいえ、1日の食行動を10時間以内に抑えることは、かなりの難題です。7時に朝食を摂った場合、夕食は17時に摂らなくてはなりません。食事時間が12時間以内でも効果があるという報告もあります。せめて12時間以内を目指したいところです。

その6　分食のすすめ

空腹時間が大切なのはわかった。しかし、どうしても我慢できない。つい食べ物に手が伸びる——という方もおられるでしょう。我慢することは「悪い肥満」につながります。

ですから、次善の策として、ドカ食いを避けるために「間食《かんしょく》も良しとする」考えも悪くはありません。

誤解しないでいただきたいのですが、けっして間食をすすめているわけではありません。あまりに空腹で、次の食事で固《かた》め食いをすると、食後の短時間で血糖値が急激に上がる「血糖値スパイク」が出現します。インスリンが一気に分泌されてインスリン抵抗性が起こり、「悪い肥満」につながります。インスリンの大量分泌は脂肪の燃焼を妨げ、また、がんの発生にもつながります。ですから、これを避けるために間食をするのです。

実際、1日5回に分食したほうが、1日1～2回の不規則な食事より、血糖の乱高下が抑えられ、体重も増えにくかったという報告もあります。

なかなか空腹を楽しめない人は、食事を柔軟に考えて、昼食と夕食の間に間食を入れることも一計です。また、遅い時間でしか夕食を摂れない人は18時頃に軽い食事を摂り、遅い夕食をなるべく軽くすませてはいかがでしょう。高齢者の場合、サルコペニアの問題がありますので、遅い夕食の時はタンパク質やアミノ酸を摂取することで、夜に筋肉のメンテナンスを目指すのも賢《かしこ》い方法です。

昼食と夕食の間に間食を摂る時は、われわれが消化・吸収できない、腸内細菌のエサとなる食物繊維を多く含んだものが好ましいです。逆に、吸収されやすい糖分を含んだ食品、すなわちグリセミック指数（GI値［Glycemic Index］。その食品に含まれる炭水化物50gを摂取した時の血糖値上昇の程度をブドウ糖を100として比較した値）が高い食品は避けたほうがいいでしょう。

食物繊維はインクレチンの分泌を促進しますから、食物繊維を含んだ分食のほうが1日トータルの食事摂取量が低く抑えられることが多いです。

私たち慶大腎内代と株式会社おいしい健康で共同研究・開発した「食べタイム」のアプリを用いて、加入者の食行動をモニターすると、コロナ禍第1波の2020年3月以降、男性で夕食開始時刻が25分早くなっていたことがわかりました。これは、夜のつきあいがなくなり、家で食事することになったからだと思われます。このことは良いことですが、いっぽうで1日あたりの間食件数が平均2倍増加、特に22時前後の夜間間食が増加していました。

分食するメリットと遅くまでだらだら食べるデメリットのどちらが大きいのか。「いい肥満」になるのか「悪い肥満」が増えるのか。これはｗｉｔｈコロナ時代の検討課題です。

その7　「食事ノート」をつける

忙しいビジネスパーソンや主婦にとって、仕事や家事が第一であり、食事は二の次と考えられがちです。そのことは重々承知し、理解しています。しかし、何度も申し上げるように、われわれは「食べるために生きる」ように作られています。ですから、体の摂理に従うことが結局は健康につながります。

そこで、コペルニクス的転回かもしれませんが、考えを「仕事の合間に食事をする」から「食事の間に仕事をする」に変えるのはいかがでしょうか。たとえば、われわれのスケジュール帳には仕事の予定がぎっしり詰まっていますが、まず食事の時刻・場所・内容を書き込み（打ち込み）、その合間に仕事を入れていくのです。

私は、食事の時間と内容のみを記録する「食事ノート」を作り、1日の終わりにその日の食行動を記録し、明日の食事を計画することを15年間、ずっと続けています。すると、

「食」そのものへの愛着が湧くだけでなく、体調との関連性が見えてきます。何よりも「明日何を食べようか」と考えることは、仕事を含む人生への意欲を増してくれます。

その8　週末の筋肉トレーニング

リズム感は、時計遺伝子の働きを高めるために大切です。リズムは体の動きを自然に促し、逆に体が動くことでリズムを文字通り〝体感〟します。

ＮＣＤｓによる死亡原因の第1位は喫煙、第2位は高血圧ですが、第3位は低い身体活動です。身体活動が肥満、糖尿病より高い順位にあることは、注目に値します。また、認知症防止のもっとも有効な手段は運動であることが知られています。

運動は筋肉細胞への負荷であり、空腹は腸や肝臓などへの負荷です。この二つは類似の刺激です。どちらもエネルギーが不足気味になり、エネルギー源ＡＴＰが消費されて、ＡＭＰ（アデノシン一《いち》燐酸）に変化します。この時、「ＡＭＰキナーゼ」と呼ばれる酵素が活性化します。ＡＭＰキナーゼは*Per1*や*Per2*など時計遺伝子の働きを変化させ、時計遺伝子のリズム性を上げます。また、ＮＭＮによって活性化するサーチュインの活動も活発にします。こうして、ミトコンドリアが元気になります。さらに、インスリン感受性が高まり（インスリンの効きが良くなり）、たとえ体重が減らなくても、「悪い肥満」は「いい肥満」に変化します。

このように、適度な運動はこれだけ効果があるのです。なかでも、筋トレなどきつめの運動は効果が高いことが知られています。毎日運動することが難しい人は心肺機能に問題がない限り、週末の時間がある時に筋トレなどに挑戦してはいかがでしょう。「運動なんて無理」と思わずに、最初の一歩を踏み出すことが肝要です。実際、やり始めると楽しく感じる人が多いようです。私もそうでした。頭を空っぽにして体が動いている、あるいは自分が自分の体を動かしているという感覚は快感です。

「ランナーズハイ」という言葉がありますが、運動を続けていくうちにモルヒネ様《よう》物質（麻薬の性格に似た物質）エンドルフィンが分泌され、脳の報酬系に働きかけて一種の依存症になります。こうなると、「健康になるために運動する」から「運動するために健康になる」という感覚に変わります。

その9　「90分間ルール」を意識する

私は研究、臨床の他に大学で授業をしていますが、1時限は90分間で構成されています。ただ90分はやや長く、私も学生諸君も少々疲れ気味です。小中学校のように45分間にしようかとの議論もあります。しかし90分間は、生物のリズムとして意味のある単位です。

生物には概日リズム（サーカディアンリズム）より短い周期が存在し、「ウルトラディアンリズム」と言われます。シカゴ大学のナサニエル・クライトマン教授は1963年、睡眠に90分間の周期があることを明らかにしました。

睡眠は、脳が完全に休息する「ノンレム睡眠」と完全に覚醒している「レム睡眠」から構成されています。「レム（REM）」とは「rapid eye movement（急速眼球運動）」の意味であり、レム睡眠中は眼だけがすばやく動きます。また、脳の活動は脊髄《せきずい》レベルで遮断され、運動機能は完全に抑制されるのですが、この時に半覚醒すると、いわゆる〝金縛《かなしば》り〟を感じます。

入眠すると、45～60分間以内にノンレム睡眠が深くなり、約1～2時間ほどで徐々に浅くなってレム睡眠となります。この1セットが90～110分間で繰り返されます。私は年齢のためか、夜間に途中覚醒することがありますが、決まって90分間あるいはその倍数で目が覚めることを実感します。その時には、ノンレム睡眠で見た夢を思い出すことができます。睡眠不足は体のリズムに良くありませんが、それを嘆くことはストレスになり、「悪い肥満」につながります。私はくよくよするのはやめて、90分間単位で「睡眠負債」の返済を行なおうと考えるようにしています。

リズムにかかわるストレスホルモンのコルチゾールやアドレナリンやノルアドレナリン、あるいはレニン（アドレナリンやノルアドレナリンで刺激されて血圧を上昇させるホルモンを作る酵素）などにも、90分間の周期が認められます。ですから、知的作業は90分間が限界だと考えられます。その後は短い休息を取ることが、能率を上げるコツです。

夜間の排尿も90分間ごとになることがありますが、これも睡眠の深度と共に、排尿にかかわる抗利尿ホルモンのバソプレッシンの分泌リズムに関係します。おもしろいことに、このバソプレッシンは「中枢時計」の視交叉上核の時計の振動のコントロールにもかかわっています。

日々の生活も「90分間ルール」を意識すれば、ストレスを感じることなく、効率を上げることができるでしょう。

その10　七つの感性を磨く

私は講演などで、幸福人生には「ハツラツ脳」「ワクワク脳」「ツナガル脳」の三つの脳が大切だとお話しししています。

すなわち、生活にリズムとメリハリを持つことで「ハツラツ」し、やる気が生まれて何事にも興味が湧き、何かおもしろいことが起こるのではないかと「ワクワク」する期待感が持てます。そして何より、誰かと「ツナガル」、あるいはつながっていると感じられることで幸福感が生まれます。

そのためには五感を磨くことが大切です。おいしいもの（味覚）を適量食べることで、「いい肥満」に向かうことは前述した通りです。季節ごとの草花の匂いを感じたり（嗅覚）、美しい絵画や彫刻を目にしたり（視覚）、すばらしい音楽を聴いたりする（聴覚）こともおすすめです。誰かに触れることはなかなか難しいですが、肌の触れ合い（触覚）

は、母性愛や恋愛など、愛情や信頼などに関与するホルモン「オキシトシン」の分泌を高めて、幸福感をもたらします。

いっぽう現在、新型コロナウイルス感染症により味覚、嗅覚が奪われた人もいますし、ソーシャル・ディスタンスを求められて触覚は制限されています。「幸福寿命」を延ばすには厳しい時代ですが、それだけに、われわれ1人1人の工夫が求められます。

第六感は、英語では「gut feeling（腸の気持ち）」と言われますが、腸内細菌の機嫌を取れば、われわれの健康も良くなります。そして、これら六つの感性を磨くことで、それらが統合されて〝第七感〟、すなわち「リズム感」が育《はぐく》まれるのです。さあ、実践しましょう。

エピローグ――二つの脂肪細胞のせめぎ合い

本書の2ページ左に掲載したのが、江戸の絵師・伊藤若冲《いとうじゃくちゅう》（1716〜1800年）の「蝦蟇河豚相撲図《がまふぐすもうず》」です。がっぷり四つに組んでいるのは蝦蟇（蛙《かえる》）と河豚（魚）です。渾身《こんしん》の力で相手を投げ飛ばそうとする蝦蟇に対して、河豚は体を膨らまして耐えています。異色の組み合わせに見えますが、北宋《ほくそう》の詩人・梅堯臣《ばいぎょうしん》は、丸い形をした似た生物として詩に詠《よ》んでいます。

私は、この二つの丸い生物に「2種類の肥満」のイメージを重ね、「現代版 蝦蟇河豚相撲図」を描きました（同右）。

脂肪細胞の本来の機能は、「食」の乏しい時代（寡食）にたまにしか得られない余剰エネルギーを効率的に貯蔵し、生命の維持につなげることでした。しかし飽食の時代（過食）となり、あまりに多くのエネルギーを貯め込まなくてはならない事態になると、脂肪細胞は〝悪玉〟になり、「肥満」はさまざまな健康障害を起こすようになりました。そして、「肥満」は病気を生む悪の根源と見なされ、嫌われ者になってしまいました。

しかし現在、すべての「肥満」が悪いわけではなく、「いい肥満」と「悪い肥満」があるという新しい考え方が生まれています。そして本書では、「肥満」の何が悪いのか、われわれは「肥満」とどう折り合いをつけるべきか――を説明してきました。

「肥満」が病気を引き起こす「肥満症」には、皮下の脂肪細胞が脂肪細胞としての本来の機能、すなわちエネルギーの貯蔵とその燃焼という役割を果たせないために、内臓の周囲に脂肪細胞が出現して、悪玉化せざるを得ないというカラクリがあります。

私は「現代版　蝦蟇河豚相撲図」のなかで、蝦蟇を「悪い脂肪細胞」として、その体に炎症を起こす細胞（炎症細胞）を描き入れています。いっぽう、河豚は「いい脂肪細胞」として、その体に脂肪細胞本来の機能を維持するための生活リズム、腸内細菌、脂肪細胞のベージュ化のイメージを描き入れました。つまり、二つの脂肪細胞のせめぎ合いを描いたわけです。これは私たちの体内に起こっていることです。

若冲の「蝦蟇河豚相撲図」の画賛《がさん》には、「おたがいが諍《いさか》いをやめ、自らに克《か》ち、礼の心を持てば世界は安静となるだろう」とあります。両者共に体に毒を持っていますが、ガマの油やフグ料理からもわかるように、用いようによっては大変貴重なものとなります。

皮下脂肪と内臓脂肪がせめぎ合う「悪い肥満」ではなく、脂肪細胞が健全にその機能を果たせるような〝福々しい〟「いい肥満」こそ、われわれの健康長寿、幸福人生に大切なのではないでしょうか。

謝辞

ビフォー・コロナの『「超・長寿」の秘密——110歳まで生きるには何が必要か』（祥伝社新書）以来、ほぼ三年ぶりに、祥伝社新書編集部の飯島英雄さんにお世話になりました。読者のみなさんに「伝えたいこと」を「しっかり伝える」課題に真摯《しんし》に寄り添っていただきました。その難しさと喜びを感じる機会を与えていただけたことに、心から感謝いたします。

参考文献・論文

プロローグ

貝原益軒著、松田道雄訳『養生訓』中公文庫 2020年

エレン・ラペル・シェル著、栗木さつき訳『太りゆく人類――肥満遺伝子と過食社会』早川書房 2003年

テリー・バーナム、ジェイ・フェラン著、森内薫訳『いじわるな遺伝子――SEX、お金、食べ物の誘惑に勝てないわけ』NHK出版 2002年

水野南北著、玉井禮一郎訳、松原日治監注『食は運命を左右する――現代語訳「相法極意修身録」』たまいらぼ 1984年

第1章

Wardle, J. *et al.* (2006) *International Journal of Obesity* 30, 644-651

Kaneko, K. *et al.* (1999) *Psychiatry and Clinical Neurosciences* 53, 365-371

Gregory, CO. *et al.* (2008) *Preventive Medicine* 47, 46-52

Afzal, S. *et al.* (2016) *Journal of American Medical Association* 315, 1989-1996

Sasazuki, S. *et al.* (2011) *Journal of Epidemiology* 21, 417-430
永田利彦『ダイエットをしたら太ります。——最新医学データが示す不都合な真実』光文社新書　２０２１年
本川達雄『ゾウの時間 ネズミの時間——サイズの生物学』中公新書　１９９２年
ユヴァル・ノア・ハラリ著、柴田裕之訳『ホモ・デウス——テクノロジーとサピエンスの未来(上)』河出書房新社　２０１８年
Iwabu, M. *et al.* (2021) *Journal of Diabetes Investigation* 12, 845-858
グレッグ・クライツァー著、竹迫仁子訳『デブの帝国——いかにしてアメリカは肥満大国となったのか』バジリコ　２００３年

第2章

リチャード・ランガム著、依田卓巳訳『火の賜物——ヒトは料理で進化した』ＮＴＴ出版　２０１０年
Ponrartana, S. *et al.* (2016) *The Journal of Pediatrics* 173, 116-121
Kawata, T. *et al.* (1986) *The Journal of Nutrition* 116, 1272-1278
大平万里『「代謝」がわかれば身体がわかる』光文社新書　２０１７年
伊藤裕『なんでもホルモン——最強の体内物質が人生を変える』朝日新書　２０１５年

第3章

Vague, J.（1956）*The American Journal of Clinical Nutrition* 4, 20-34

Sims, EA.（2001）*Metabolism* 50, 1499-1504

Fabbrini, E. *et al.*（2015）*The Journal of Clinical Investigation* 125, 787-795

Smith, GI. *et al.*（2019）*The Journal of Clinical Investigation* 129, 3978-3989

Akiyama, M. *et al.*（2017）*Nature Genetics* 49, 1458-1467

Loos, RJF. and Kilpeläinen, TO.（2018）*Journal of Internal Medicine* 284, 450-463

Spracklen, CN. *et al.*（2020）*Nature* 585, 240-248

MacLaughlin, T. *et al.*（2007）*Diabetologia* 50, 1707-1715

第4章

伊藤裕『腸！ いい話――病気にならない腸の鍛え方』朝日新書 ２０１１年

Kawano, T. *et al.*（2016）*Cell Metabolism* 24, 295-310

伊藤裕『臓器は若返る――メタボリックドミノの真実』朝日新書 ２０１０年

Shibata, S. *et al.*（2020）*Hypertension Research* 43, 1028-1046

Levin, EG. *et al.*（2021）*The New England Journal of Medicine* 385:e84
Tanaka, T. *et al.*（2018）*Geriatrics & Gerontology International* 18, 224-232
Terry, DF. *et al.*（2008）*Archives of Internal Medicine* 168, 277-283
伊藤裕『「超・長寿」の秘密――１１０歳まで生きるには何が必要か』祥伝社新書　２０１９年
Mattison, JA. *et al.*（2017）*Nature Communications* 8, 14063
Hasegawa. K. *et al.*（2013）*Nature Medicine* 19, 1496-1504
Yasuda, I. *et al.*（2021）*Journal of the American Society of Nephrology* 32, 1355-1370
Mills, KF. *et al.*（2016）*Cell Metabolism* 24, 795-806
Irie, J. *et al.*（2020）*Endocrine Journal* 67, 153-160
Yoshino, M. *et al.*（2021）*Science* 372, 1224-1229
デビッド・Ａ・シンクレア、マシュー・Ｄ・ラプラント著、梶山あゆみ訳『ＬＩＦＥＳＰＡＮ《ライフスパン》――老いなき世界』東洋経済新報社　２０２０年
Stromsdorfer, KL. *et al.*（2016）*Cell Reports* 16, 1851-1860
Franczyk, MP. *et al.*（2021）*Endocrinology* 162, 1-12
Ramsey, KM. *et al.*（2009）*Science* 324, 651-654

第5章

大塚邦明『体内時計の謎に迫る――体をまもる生体のリズム』技術評論社　２０１２年

Kawasaki, H. and Iwasaki, H. (2020) *PLOS Genetics* 16, e1009230.

柴田重信『食べる時間でこんなに変わる　時間栄養学入門――体内時計が左右する肥満、老化、生活習慣病』講談社ブルーバックス　２０２１年

小池茂文・小池康壽『「家相&間取り」幸せプラン１００』すばる舎　２００８年

Tamaki, M. *et al.* (2015) *Endocrinology* 156, 3638-3648

Fujimura, K. *et al.* (2014) *PLoS One* 9, e9437

Sato, A. *et al.* (2013) *Cell Metabolism* 18, 416-430

Thaiss, CA. *et al.* (2014) *Cell* 159, 514-529

Igarashi, M. and Guarente, L. (2016) *Cell* 166, 436-450

Kubota, Y. *et al.* (2016) *Stroke* 47, 477-481

Wing, RR. and Phelan, S. (2005) *American Journal of Clinical Nutrition* 82 222S-225S

Gu, C. *et al.* (2020) *The Journal of Clinical Endocrinology and Metabolism* 105, 2789-2802

山口大学時間学研究所監修、時間学の構築編集委員会編『時間学の構築Ⅲ　ヒトの概日時計と時間』恒星社

厚生閣 ２０１９年
de Boo, HA. and Harding, JE.（2006）*Australian and New Zealand Journal of Obstetrics and Gynaecology* 46, 4-14
Sasaki, H. *et al.*（2020）*Diabetologia.* 63, 1199-1210
Kanda, T. *et al.*（2018）*Nephrology Dialysis Transplantation* 33, 304-310
Cai, C. *et al.*（2020）*American Journal of Obstetrics & Gynecology* 222, 224-238
Canaple, L. *et al.*（2018）*Cellular and Molecular Life Sciences* 75,3991-4005
Kimura, I. *et al.*（2020）*Science* Feb 28;367（6481）:eaaw8429

第６章

鷲田清一『「ぐずぐず」の理由』角川選書 ２０１１年
山崎正和『リズムの哲学ノート』中央公論新社 ２０１８年
伊藤裕『幸福寿命――ホルモンと腸内細菌が導く１００年人生』朝日新書 ２０１８年
Chaix, A. *et al.*（2019）*Cell Metabolism* 28, 303-319
Wilkinson, MJ. *et al.*（2020）*Cell Metabolism* 31, 92-104
Longo, VD. and Panda, S.（2016）*Cell Metabolism* 23, 1048-1059

切りとり線

★読者のみなさまにお願い

この本をお読みになって、どんな感想をお持ちでしょうか。祥伝社のホームページから書評をお送りいただけたら、ありがたく存じます。今後の企画の参考にさせていただきます。また、次ページの原稿用紙を切り取り、左記まで郵送していただいても結構です。

お寄せいただいた書評は、ご了解のうえ新聞・雑誌などを通じて紹介させていただくこともあります。採用の場合は、特製図書カードを差しあげます。

なお、ご記入いただいたお名前、ご住所、ご連絡先等は、書評紹介の事前了解、謝礼のお届け以外の目的で利用することはありません。また、それらの情報を6カ月を越えて保管することもありません。

〒101-8701（お手紙は郵便番号だけで届きます）
祥伝社　新書編集部
電話03（3265）2310
祥伝社ブックレビュー　www.shodensha.co.jp/bookreview

★本書の購買動機（媒体名、あるいは○をつけてください）

________新聞の広告を見て	________誌の広告を見て	________の書評を見て	________の Web を見て	書店で見かけて	知人のすすめで

★100字書評……いい肥満、悪い肥満

名前

住所

年齢

職業

伊藤 裕　いとう・ひろし

慶應義塾大学医学部腎臓内分泌代謝内科教授、医学博士。1957年、京都市生まれ。京都大学医学部卒業、同大学院医学研究科博士課程修了。ハーバード大学およびスタンフォード大学医学部博士研究員、京都大学大学院医学研究科助教授などを経て現職。国際高血圧学会副理事長、日本肥満学会理事も務める。専門は内分泌学、高血圧、糖尿病、抗加齢医学。世界ではじめて「メタボリックドミノ」を提唱した。高峰譲吉賞、井村臨床研究賞など受賞多数。著書に『臓器の時間』『「超・長寿」の秘密』など。

いい肥満《ひまん》、悪《わる》い肥満《ひまん》

伊藤《いとう》 裕《ひろし》

2022年 3 月10日　初版第 1 刷発行

発行者……………辻 浩明
発行所……………祥伝社しょうでんしゃ
〒101-8701　東京都千代田区神田神保町3-3
電話　03(3265)2081(販売部)
電話　03(3265)2310(編集部)
電話　03(3265)3622(業務部)
ホームページ　www.shodensha.co.jp

装丁者……………盛川和洋
印刷所……………萩原印刷
製本所……………ナショナル製本

Printed in Japan　ISBN978-4-396-11651-4　C0247

〈祥伝社新書〉
医学・健康の最新情報

348
臓器の時間
進み方が寿命を決める
臓器は考える、記憶する、つながる……最先端医学はここまで進んでいる！
慶應義塾大学医学部教授
伊藤 裕

572
「超・長寿」の秘密
110歳まで生きるには何が必要か
長寿のカギは遺伝子にある。「遺伝子が使われる」生活とは？
伊藤 裕

314
「酵素」の謎
なぜ病気を防ぎ、寿命を延ばすのか
人間の寿命は、体内酵素の量で決まる。酵素栄養学の第一人者がやさしく説く
医師
鶴見隆史

438
腸を鍛える
腸内細菌と腸内フローラ
腸内細菌と腸内フローラが人体に及ぼすしくみを解説、その実践法を紹介する
東京大学名誉教授
光岡知足

319
本当は怖い「糖質制限」
糖尿病治療の権威が警告！それでも、あなたは実行しますか？
医師
岡本 卓

〈祥伝社新書〉
経済を知る

111
超訳『資本論』
貧困も、バブルも、恐慌も――マルクスは『資本論』の中に書いていた！
神奈川大学教授
的場昭弘

153
超訳『資本論』第2巻 拡大再生産のメカニズム
形を変え、回転しながら、利潤を生みながら、増え続ける資本の正体に迫る
的場昭弘

154
超訳『資本論』第3巻 完結編 「資本主義」は、なぜ人々を不幸にするのか？
利子、信用、証券、恐慌、地代……資本主義の魔術をマルクスはどう解いたか
的場昭弘

343
なぜ、バブルは繰《く》り返されるか？
バブル形成と崩壊のメカニズムを経済予測の専門家がわかりやすく解説
久留米大学教授
塚崎公義

498
総合商社 その「強さ」と、日本企業の「次」を探る
なぜ日本にだけ存在し、生き残ることができたのか。最強のビジネスモデルを解説
専修大学教授
田中隆之

〈祥伝社新書〉
経済を知る

478
新富裕層の研究
日本経済を変える新たな仕組み
新富裕層はどのようにして生まれ、富《とみ》のルールはどう変わったのか
経済評論家
加谷珪一

394
ロボット革命
なぜグーグルとアマゾンが投資するのか
人間の仕事はロボットに奪われるのか。現場から見える未来の姿
大阪工業大学教授
本田幸夫

503
仮想通貨で銀行が消える日
送金手数料が不要になる？　通貨政策が効《き》かない？　社会の仕組みが激変する！
信州大学教授
真壁昭夫

625
カルトブランディング
顧客を熱狂させる技法
グローバル企業が取り入れる新しいブランディング手法を徹底解説
マーケティングコンサルタント
田中森士

636
世界を変える5つのテクノロジー
SDGs、ESGの最前線
2030年を生き抜く企業のサステナブル戦略を徹底解説
京都大学大学院特任准教授
山本康正

〈祥伝社新書〉
歴史に学ぶ

545
日本史のミカタ
「こんな見方があったのか。まったく違う日本史に興奮した」林修氏推薦
国際日本文化研究センター所長 井上章一
東京大学史料編纂所教授 本郷和人

588
世界史のミカタ
「国家の枠を超えて世界を見る力が身につく」佐藤優氏推奨
井上章一
小説家 佐藤賢一

630
歴史のミカタ
歴史はどのような時に動くのか、歴史は繰り返されるか……など本格対談
井上章一
国際日本文化研究センター教授 磯田道史

366
はじめて読む人のローマ史1200年
建国から西ローマ帝国の滅亡まで、この1冊でわかる！
東京大学名誉教授 本村凌二

578
世界から戦争がなくならない本当の理由
なぜ「過ち」を繰り返すのか。池上流「戦争論」の決定版！
ジャーナリスト 名城大学教授 池上　彰